徐荣斋医学丛书

妇 科 知 要

徐荣斋 著

中国中医药出版社
·北京·

图书在版编目（CIP）数据

妇科知要/徐荣斋著 . --北京：中国中医药出版
社，2011.1（2019.5重印）
（徐荣斋医学丛书）
ISBN 978－7－5132－0237－4

Ⅰ.①妇⋯　Ⅱ.①徐⋯　Ⅲ.①中医妇科学　Ⅳ.
①R271.1

中国版本图书馆 CIP 数据核字（2010）第 243104 号

中国中医药出版社出版
北京市朝阳区北三环东路 28 号易亨大厦 16 层
邮政编码　100013
传真　010 64405750
山东百润本色印刷有限公司印刷
各地新华书店经销
*
开本 880×1230　1/32　印张 5.5　字数 145 千字
2011 年 1 月第 1 版　2019 年 5 月第 3 次印刷
书　号　ISBN 978－7－5132－0237－4
*
定价 22.00 元
网址　www.cptcm.com

内 容 提 要

本书以中医妇科临床实践为主，分上、中、下三编。上编为诊法，分四诊、辨证两个部分，特点在于看得懂，用得上；中编为证治，列妇科常见病，治法用之有效，特点是临床治验的写实；下编为方药，筛选精当，特点在于随症灵活加减。本书深入浅出，颇切实用，可供中医临床医生学习参考。

序

先师徐荣斋先生（1911—1982），字国椿，晚年自号三补老人，师从名医杨哲安先生，又曾问业于曹炳章先生，析疑问难，虚心求教，深得曹先生的赏识，遂成忘年之交。先生治学严谨，博览群书，勤于著述，崇尚"读书破万卷，下笔如有神"，对中医经典著作，特别是《黄帝内经》有较精深的研究。著有《重订通俗伤寒论》、《妇科知要》、《〈内经〉精要汇编》、《读书教学与临证》，校点了《医宗必读》等，并在国内外中医药刊物上发表学术论文50多篇。

先生自20世纪30年代初从事中医临床，50年代末始任教于浙江中医学院，曾担任《浙江中医学院学报》编辑室主任，并被浙江省人民政府聘为高级职称评定委员会医学组委员。先生为人正直，办事认真，待人和气，凡有求教者，必尽心解答。几十年来，他精勤不倦地耕耘在中医教学、医疗、科研这块土地上，取得了丰硕的成果，为中医界的同道所称颂，为学生们所尊敬和爱戴。

先生治学，注重经典，尤重视名家对经典的注释。前哲徐洄溪曰：医者之学问，全在明伤寒之理，则万病皆通。其《重订通俗伤寒论》辨析诸症，条列治法，方方切用，法法通灵。先生长于妇科病的治疗，《妇科知要》一书，为其临床治验的写实，内容深入浅出，颇切实用。1981年后，先生将其论文辑成《读书教学与临证》。今蒙先生之家人提供部分珍贵手稿，该书又得以增补完善。先生之于医，可谓始于《内经》而终于《内经》。始于《内经》者，学医从《内经》始；终于《内经》者，终生以阐释《内经》为己任，孜孜矻矻数十春秋。先生晚年选录《素问》和

《灵枢》重要经文917条，名《〈内经〉精要汇编》，不仅方便读者系统学习，而且益于医者研究引用。

1978～1981年，我在何任先生领衔的古典医籍导师组下攻读硕士学位，徐荣斋先生是我的直接指导老师。3年间，朝夕相处，得到先生悉心指教。先生孜孜不倦的敬业精神，和气可亲的处世为人，博学强记的扎实功底，一丝不苟的治学态度，都给我留下了深刻的印象。尤其是他认为研究选题应避免雷同，主张独辟蹊径，并以中医"实者虚之，虚者实之"作比喻，使我终身受益。

光阴荏苒，先生离开我们已28年。抚今追昔，感慨万千，我等后学唯有倍加努力，才能不负先生的谆谆教诲。值先生诞辰百年之际，为弘扬先生之学术精要和治学精神，在李昌煜教授等协同下，现收集先生生平之著作论文，辑成《徐荣斋医学丛书》，爰记数笔，代以为序，并志怀念！

范永升
于浙江中医药大学
2010年12月

编写说明

本书分上、中、下三编：上编为诊法，中编为证治，下编为方药。各编内容以本人学习与临床的心得体会为主，并汲取近人经验作补充。简介如下：

一、诊法包括四诊及辨证。四诊着重于望形态（按照临床常见的，分七种体型），望神色（包括望面色、察舌质、看舌苔），问病史，问现证（自编"妇科十问歌"），闻声息及切脉象（举出常见脉十二种，每种都有临床体会）。

辨证先从五脏阴阳气血的生理功能说到发病的所以然，继以生理之常分析病理之变，再到妇科常见的寒、热、虚、实各种证象，结合四诊，更具有实际意义。

二、妇科四诊，是诊察妇科病的基本功。近来新编的妇科书，都辑有"诊断概要"，惜内容太少，不够应用。本书特以妇科病为中心，通过望、闻、问、切进行辨析，每篇各具妇科的独立性，但也有共通之处。结合下面辨证内容，由感性认识进入理性认识，俾更有助于对妇科病的诊断。以这些内容为基础，便于对中编的证治部分相阐发。

三、中编证治，系按照妇科特有疾患，分月经病、带下病、胎前病、产后病、乳部疾患、前阴疾患和妇科杂病七类，各种不同证候（如月经病中的月经先期、月经后期、经闭、崩漏、月经紊乱、经期合并症等）附属之，依据反映出的虚、实、寒、热不同证型，共 56 个病症。全书尽量做到以病统症，按证分型。其中经期合并症的经行发热、经行乳胀、经行吐衄、经行腹痛和经行呕吐或泄泻，以及产后诸痛的七种证候，属于以病统症；月经先期的血热内盛，分虚热与实热；月经后期的寒气郁结，分实寒及虚寒；以及带下病的六型三症，都属于按证分型。此外，在诊治妇科杂病中发现，多种病症与瘀血有关。显而易见的，如积聚、癥瘕、盆腔炎、肿瘤及子宫外孕，固然是瘀血为患；隐而难辨的，如潮热骨蒸、常习性头痛及腹部手术后遗症，亦有属于血瘀所致的；还接触到某些脏躁、不孕和习惯性流产，也有属于瘀血的。这些病症，既然在临床实践中不断遇到，书里尽量给以如实阐述。

四、治疗以辨证施治为主，结合辨病施治。选用传统有效成方 123 个，近 27 年来，各地交流的经验方 39 个。每证以单用一方为主，也有按照证情需要，两方配合使用的。不论单用或合用，大部分都通过了临床实践。选用的古方或新方，原则上都随证加减，不一定固守原方。其加减法在下编方药中有较多记录，以扩大古方或新方的灵活运用。

五、病症以中医名称为主，其中"恶阻"与"胞阻"，则旁列"妊娠呕吐"与"妊娠腹痛"，取其通俗易懂。至于宫外孕、盆腔炎及子宫内膜炎等，因中医无此病名，则直用现代医学名称。选列病症，大部分是根据临床所见进行叙述，有些病症，是来自中西医合诊的病历记录，关于病因、症状、脉象、舌苔、治法与方药，都力求适应，做到从临床实践中来，通过总结经验，仍用以指导临床实践。

六、下编为方药，是施治的主要内容。中编证治中只提到治法及方名，本编则按病类，列方药，并根据古今医家临床经验——特别是近人临床病例报告，记明适应证及具体用法。由于一病有一病的主方，而一方也能治多病，如四物汤、逍遥散、归芍六君汤、人参养荣汤、六味地黄汤等方，既可用于月经病、带下病，也可用于胎前、产后以及乳部、前阴等疾患，如果进一步加减，还可广泛应用于多种妇科杂病。所以每症有主方，是治疗疾病的一般法则，而一方治多病，则充分体现出古今医家灵活用方的临床经验。本编对某一方药的选用，多数先列于所主治的病症，力图在"因病定方"方面，看出主方的面貌。

七、古代方中惯于写"人参"的，今则按照病人体质虚弱程度，改用党参或红参，有惯用"犀角"的（如犀角地黄汤），则按照临床经验，代以紫草加大青叶。至于四物汤中的地黄：凡是肝肾不足之证用熟地，见虚热证候用生地，并志于此，以作说明。

八、"医生用方全在加减上见功夫"，前人对四物汤、生化汤、六味地黄丸（汤）、逍遥散、温胆汤等方的加减用于妇科病，已经左右逢源。近人临床报告，对六味地黄汤更有新的应用，对补中益气汤、归脾汤、桂枝茯苓丸、桃仁承气汤及王氏三逐瘀汤等方，运用得更加灵活。我对一般成方的临床应用，必参酌患者身体的强弱、眠食的丰歉、经期的先后、经量的多少、大便的溏硬以及脉象、舌、苔等情况，从而减去方中不适应的几种，加上更对症的药物。务使方随症为转移，药依证为出入。所以本书中原方照用的较少，而或加或减的恒多。

九、关于药味用量，中草药书都已指出，本书所引各方，不再写用量。其中有少数药品，通过长期临床观察，有的剂量不宜过大，有的必须用较大剂量。如川芎为血中气药、妇科病常用，但此药辛香走窜，善于升散，即使病人体质及病情需要用此药者，用量也是以 3~6 克为宜（芎归佛手散适应证除外）；鸭跖草为清热利水药，性味甘淡，必须用至 30 克左右，连服两三剂才有效；制大黄用于活血祛瘀药中，9 克可连服三至五剂，无通便作用；生大黄用 9 克，一剂即能通大便，个别病人还会出现腹痛，脾阳不足的患者更会引起腹泻。本书各方对大黄的制用、生用及药量多少，依此而定。诸如此类，则注明药用量。

徐荣斋

于浙江中医学院

1979 年春

目　录

上编 诊法部分

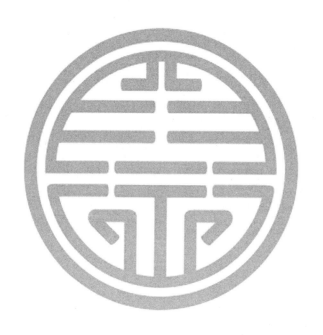

一、四 诊

医生诊治疾病，必先能认识病的所由起，然后才能辨证施治。诊法，即推究疾病之所由起。作为审证识病的一门学问，它首先是询问与诊查。询问，所以察以往之经过而明其病史；诊查，所以察现在之证候而测其变化。中医书中概括为四诊，即望、闻、问、切。

妇科的生理与病理特点，表现在经、带、胎、产等几个方面。其生理之正常与病理之变化，虽然与内科一样，关系五脏六腑、气血津液，但其重点，多与五脏的心、肝、脾、肾，奇经八脉中的冲任二脉，以及气血协调与失调有关。因此，对妇科病的诊断，既有与内科相同的一致性，也有与内科不同的特殊性。本篇是从望、闻、问、切四诊进行叙述，突出妇科的诊察，也不完全排除内科部分，使读者能知其异，推其同，达到从识病而辨证施治的目的。

（一）望诊

望诊对诊断疾病的参考价值高。我认为望诊精确，可得病情三分之一。下面根据临床经验，结合前人学说的精华，分四方面叙述如下：

1. 望形色

形，是身体的形态；色，是皮肤和颜面的色泽。从形态和色泽的外部表现，可以测知内在脏腑功能是否正常及其所发生的各种病象。凡妇人初就诊时，除患长期内伤病，严重血崩，或怀孕三个月以上的，均有特殊形态，可一望而知者外，其体质与病型约可以分下列七种：

（1）肥胖型：其人除肥胖外，肤色比一般白润，肌肉脂肪丰满，掌厚，指短。外表看去较年轻，有"青春常在，衰老迟来"

的现象。但容易出汗，腰酸便溏，个别妇女还由于子宫脂肪积聚而成不孕症。临床上见到这一体型，多伴有脾湿内滞，头晕肢重，或多痰，或多白带；夹肝热则心烦、口燥；阳气虚者，会出现明显的畏寒现象。

（2）阴虚火旺型：其人肌肉瘦削，面色似苍老，皮下脂肪缺乏，皮肤干燥或干热，睛光流动，唇色鲜红，掌心热，有时午后潮热，夜间盗汗，耳鸣，晕眩，咽干，干咳，甚则月经失调。月经一般先期而量少，也有先期而量多的，病势发展则见经血干涩。

（3）气血虚弱型：身体瘦削，肌肉不充实，面色苍白无华，皮肤枯燥不润泽，手掌肌肉菲薄，甚则掌心凹陷，指甲及口唇色淡白，伴有食欲不振或消化不良，容易疲劳，经常有畏寒感，或发低热。此种体型，极有诱发虚损、肺劳之可能。

（4）肝气郁结型：形体多黄瘦，面部有青气隐隐，额颞部青筋微露，但不绽凸，或颈部两侧有淋巴结节，精神郁闷，不喜欢活动，少食易饥，多吃则脘中气闷。有时两胁胀满，时欲太息（呼长气），舌中心多现直纹一条，初起只一线，日久则纹渐深阔，至成沟形。伴月经先后无定期，经行欠畅，经色瘀暗，腹部隐痛，脘痛，心悸，脏躁，多悲等。中年妇女多见月经前两乳胀痛，甚则手不可触，有因此而成不孕症者。

（5）肝热脾湿型：面色潮红兼油暗色，容易激动，性情急，说话快，不耐繁劳，多动多走则气浮乏力。体型比肥胖型瘦小，唇色及舌边色红，舌苔白腻或黄腻，口燥不欲饮。常诉脘闷多烦，肢重力弱，带下黄白色，月经先后无定期。头胀、头晕和腰酸，是本体型的常见证。

（6）脾肾阳虚型：体胖而肌肉松弛，面色及肤色㿠白少华，或呈虚肿，眉毛稀疏，唇色及指甲不红润，舌质浮胖色淡，少气乏力，形寒或背部恶寒，衣着多于一般人；行动迟缓，快步则气浮或气促；经常腰酸背疼，食欲欠振，大便时溏，月经后期，经量少、色淡，腹中隐隐痛，带下清稀，且多患不孕症。

（7）肝肾枯竭型：身体营养障碍，体力不振，饮食少，肌肉瘦，肤色萎黄干枯，特别面部呈灰褐色，耳轮瘦薄，色黑，精神抑郁、无兴奋感，呈现特异的衰颓状态，甚则有皮下水肿现象。月经多数闭止不潮，如发现阴道经常出血，白带增多，有恶臭，下腹部时痛，或面胕及下肢浮肿，应考虑宫颈癌或宫体癌。

以上七种病型，为妇科临床中所常见，特分列以做参考。传统说法，一般认为观察形色，主要从肌肤骨肉及面部等色泽方面着眼：根据肌肤的滑涩，测知津液的盛衰；肉之充实与松弛，知后天脾胃的强弱（脾主肌肉，食而能化则肌肉丰满，否则瘦削）；骨骼之大小，知肾精的盛衰；指甲之泽韧与枯脆，知肝血的盈亏；手掌之厚薄，知疾病的浅深（久病如掌后鱼际部肌肉尚隆起，体虽瘦弱，病浅可治；若掌肉瘦薄平陷，鱼际部无肉隆起，其病必深）。至于面色，总以红润光泽为正常，灰暗枯萎为病象。感受外邪发热病，面色不妨油滞；久病正虚，只宜瘦削清癯。如果邪热炽盛，而面白而少神；久病阴亏，而面色却鲜艳，不是好气色。面色有青气隐稳，目眶上下有烟煤色，其人必患肝气郁结，气分和血分都有陈旧结滞，腹胁部必有癥瘕痃癖，月经必不调，或痛经，或经闭。面色灰暗（面尘），考虑有虚实两证：虚证多因久崩久漏，肝肾亏损，常伴有头晕、耳鸣，腿胫无力，腰酸带下等症状；实证多因燥邪所伤，干血内结，常伴有腹胀、口燥、肌肤干糙如鱼鳞状，甚则腹部有癥块，月经涩少或闭止。面色灰黑，形容枯槁，多见于久病肾气将竭，如子宫恶性肿瘤后期、肾上腺皮质功能衰退等疾患。另有面赤、唇红而出现高热，一般多是热性病进展期。如伴下腹部掣痛，要考虑急性盆腔炎或阑尾炎；如午后两颧潮红、唇红、低热、月经闭止，或经量特少，有时腹痛，应考虑生殖器结核。

2. 望舌苔

舌和苔要分别看。望舌，是观察舌的颜色，舌的形态和质地；望苔，是观察舌面上的苔色和厚薄。舌以候气血之盛衰，苔以察病邪之浅深。至于分部，可区分为五：①舌尖，候上焦心肺

妇科知要

之病。②舌中，察脾胃之病。③舌根，察下焦肾与膀胱之病。④舌旁，察肝脾及胆之病。⑤舌边，察两胁之病。实践证明：心火上炎，则舌尖红而起刺；胃有积滞，则舌中生黄厚苔；脾肾有寒湿，则舌根多滑腻苔；肝胆湿热，则舌旁黄腻；肝胆虚热，舌边必红。方寸之地，部位分明，是可以参考的。清·梁特岩说："舌居肺上，腠理与肠胃相连，腹中邪气熏蒸酝酿，亲切显露，有病与否，昭然若揭，亦确然可恃。"这对望舌苔而知病情，说得比较真实。

临床辨舌，一般先看舌苔，但妇科病须先察舌质。这是个人的体会。舌苔虽恶，舌质红润，不过是胃中浊秽内滞；而舌质和形态则关系到内脏的虚实，气血的盛衰和瘀积。因此，这里着重叙述舌质和舌形，对舌苔只略提与妇科病有关部分，其涉及伤寒、温病的，因各有专书，兹不赘。

（1）舌形和舌质：舌关系到某些脏腑，已如上述。据古代文献介绍，舌瘦而长者肝病，短而尖者心病，厚而大者脾病，圆而小者肺病，短阔而动，如起如伏者肾病。通过多次临床实践，亦颇有参考价值。进一步从舌质上辨别病证的虚实寒热。一般虚证的舌质松，舌体薄或有凹陷，舌色淡（妇女血崩出血过多或病程过长，大部分见此舌象）；实证的舌体胀，舌质厚，舌色红。属于热证的，舌体胀大满口，舌质充实，色红或深红；属于寒证的，舌体薄，舌质嫩，舌色淡。概括地说，舌质以胀大充实为实，舌色以鲜红、深红为热，苔色以老黄为实，实与热常合并出现。如体松，质嫩，舌心有凹缝为虚，舌色淡为寒，苔色以淡薄为虚，虚与寒也往往并见。但临床上也有实而寒，虚而热的，则须参合全身症状及脉象来决诊。

舌质干者津亏，润者正常。瘀血内结，舌色多紫暗，望之如干，摸之却湿润；气虚津伤者，舌有薄白苔，看去好像湿润，摸之则燥。舌质不论红、绛，或紫暗，或淡白，总以色泽荣润为好；不论有苔无苔，凡舌质枯萎不泽，都属内伤精血的重证。一般妇科疾患，都不宜见此种舌质。

舌边有齿印，当为脾虚。脾虚带下日久的患者，往往舌质浮胖，舌边齿印明显；肝硬变患者，如原为淡红舌、薄白舌或薄黄苔，一旦转为红绛光剥，常是表示肝功能变坏；重证感染性疾病，恶性肿瘤，甲状腺功能亢进，严重的肺、肝、肾脏器疾病，也常见红绛光剥舌。说明舌质、舌色的变化，的确关系到内脏器质性病变。又常见急性盆腔炎患者，舌质也胖大，苔必厚腻，在治疗过程中，厚腻苔转为薄白苔，多是病情好转；如腹痛减轻而苔腻不退，则表示病情未减，甚至会复发加剧。还有个别妇女，患㿗厥或脘中久痛的，舌质多有浅蓝色隐隐，此系肝胃瘀血或肝气郁结之故。因此，凡舌面上呈现青紫色，都属血分有病，且多为瘀血证。此外，舌色如朱红柿，如去膜的猪腰，或如干缩的荔枝壳，其外层或洁白如雪花，或呆白如豆腐渣，或如嚼碎饭粒，或起糜状小点，都是内脏枯萎、精气衰竭的严重证候。

（2）舌苔：舌上的苔系脾胃湿热上蒸而生，平人舌上常有浮白或浮黄之薄苔一层，夏季则较为黄厚，但不满布和揩实。如见满舌白腻苔，必脘中满闷，不思食。孕妇脾胃有湿热而运化不健的，每见此苔，即恶阻证之特有苔。舌苔黄白厚腻满布，或舌中灰黄，多见下焦湿热结滞。其病为带下黄白，两少腹隐痛，临床上常见于慢性盆腔炎患者。

另有灰黑苔，在伤寒、温热病为里热证或里实证，黑润苔为阴寒证，这里不叙。妇科见黑苔，多属血瘀；灰苔，则是瘀血夹痰。妇人患热性病，最容易生黑苔，这是瘀热互结之故，特别在月经将行或月经正行及产后恶露未净时期患热性病，往往经血与热结或热与经血结，更易成瘀热证而出现黑苔。医书上都以黑苔的湿润细腻和燥裂起刺来区分寒热，我常见瘀血黑苔，虽内有热结而仍不起刺。唯吸烟多的患者，黑苔易起燥刺，而不一定内有真热，无非是肺胃津伤。产后见灰黑苔，要考虑瘀血内结；如伴见恶寒发热的，容易出现神昏谵语（即蓄血证）；无寒热的，胸胁间必自觉有一块积热，或腹中有瘀块，内烦而夜不安眠（即瘀热证）。又有一种瘀积苔，舌色和舌苔如常，唯舌上有紫黑斑点隐隐于膜下，或在舌边，或在舌中，少则两三点，多则十余点，此为有瘀血积于某处之特征。如苔黑而舌体僵缩，语言不利，或身重不能转侧、不得眠，则是危重现象。

总之，舌苔无论黄白或灰黑，多数是实证，容易治疗；如果舌质有变化，则是气血亏耗或瘀积的内伤病，甚则是内脏器质性病变。这是看舌苔的概括。

3. 察耳、目、口、鼻

耳、目、口、鼻、舌，中医书上称它为"五官"，意为分布在面部的五个器官。它们都内通于五脏，因此，我们可以从外在的"五官"测知内脏的病变。望舌前已叙述，这里谈对四个器官的望诊，主要是观察眼睛的形、色和神，也分别谈一下鼻、口、耳的望诊。

（1）肝开窍于目，五脏六腑之精气皆上注于目；目系皆上入于脑，脑为髓海，髓之精为瞳子。这是中医书对目的论述。因此，目与内脏有关，而与脑、肾、肝的关系更加密切。儿童及青年人，脑、肝、肾精气充足，目光炯炯，眼珠与巩膜黑白分明，视物明察秋毫；老年及内伤久病者，脑、肝、肾精气衰弱，目少精光，睛珠不纯黑，多呈苍浊色，目光亦昏花。凡目无精光，主肾虚，神经衰弱及妇人脏躁证日久不愈者常见之。子宫大出血或产后血崩，突然感觉目不明者，阳气脱，目昏暗者，阴气脱，均为危候。不论胎前、产后，患内伤、外感，目能识人者病轻，目不识人者病重。邪实证，目不识人者，可治；气血亏损，目不识人者，难治。瞳孔散大，内伤病属神气耗散，外感病属黑热盛；瞳孔缩小，是脑部血滞或脑髓枯耗，也有属于肝肾劳损的。巩膜有赤丝，两颧潮红者，属阴虚火旺；赤丝深红，满布巩膜，为心肝两经实热；淡红为虚热，兼头目痛为肝火上炎。巩膜现青色，为肝经郁热，淡青色为虚热；巩膜呈现蓝斑，为胃肠发酵。巩膜发黄，为黄疸，主脾经湿热。眼胞肿、目睛黄，为久咳积热，或妊娠呕吐日久，脾胃虚热上冲。眼上睑有黑斑，眼眶凹陷，主肝脾有瘀血；眼胞上下有黑晕，多为血瘀、痛经、经闭，或旧有痰饮病。目珠露突，其人肝气必盛，肝阳多亢，性急心烦；两眼突出，为甲状腺功能亢进。两目斜视，为肝热动风之渐，进一步会出现四肢抽搐，妇人胎前子痫先兆期多见此现象。戴眼（两眼平均向上视），为邪热入脑，是热性病后期重危证候之一种。目睛深陷，面容黄瘦无华，多是久崩久漏，为肝、脾、肾亏损之象。

（2）鼻为肺窍（肺开窍于鼻），亦为脾之部位。《金匮要略》有："鼻头色青，腹中痛……色微黑，有水气……色青为痛，色黑为劳"的论述，这是观察鼻部颜色以诊知疾病的开端。由于色青主瘀血，如果鼻梁及鼻四周出现青色（不是纯青色，而是比别处肤色隐青），兼见腹痛畏寒，则是寒气夹瘀血内结。除腹痛外，还会伴发经水后期或经闭。鼻部或鼻四周色微黑，为有痰饮停潴；与前条所说，"眼胞上下有黑晕为痰饮"，同一意义。临床上还会遇到鼻梁青黑色隐隐，除痰饮、水气及腹痛外，多为脾肾虚寒，腰酸、带下或瘀血癥瘕。至于"色黑为劳"，是说面部黑暗色，多属慢性虚劳证，主要是肾脏精气亏损，其症状初起为倦怠力弱，腰脊酸疼，食欲减退，进一步为头晕、嗜睡、失神、贫血。患者的面色，始则黄浊，继则暗滞如青铜，如黑铅，中医古书称这种病为"黑瘅"，相当于现代医学的慢性肾上腺皮质功能减退症。另外，新产妇恶露不行，或胞衣不下而瘀血上冲者，往往口鼻间起黑气，伴发喘息与鼻衄，这是气随血逆、浊阴上冒所致，多属危候。

（3）脾开窍于口，其华在唇，所以口与唇均为脾之外候。例如脾胃运化正常之人，除了肌肉丰满和充实外，口唇是红润的；相反，如肌肉消瘦，口唇淡白少华，脾胃生化之源必虚，气血必不充盛，一般能影响月经和胎孕。妇女后天失调之症，都从此而起。又冲任二脉荣于口唇，凡妇女冲任脉气血旺盛，口唇肌肉丰腴，有的环口生毛如须状；如冲任亏损，口唇肌肉必枯萎，甚或浮肿。从口唇肌肉的健康与否，色泽的光润与否，可以测知冲任气血之盛衰，进一步测知子宫之是否有病变，多数是可靠的。临床上，妇女崩漏日久，或大便泄泻日久，除出现唇色㿠白而干枯外，环口及面部都会出现浮肿。在这种情况下，病情多数不轻，还必须考虑生殖器或直肠发生癌变。另一方面，如环口肌肉隐隐有青色，或口唇局部出现紫暗色，多为肝脾失调，瘀血经闭，或腹部有癥瘕积块。

（4）耳为肾之外窍，肾脏精气的盛衰，固然关系到耳的听觉，在外形的望诊中，亦多与肾脏精气有关。凡耳轮红润，耳垂肌肉丰厚，是健康表现；如耳轮小而薄，肤色㿠白，或干黄而欠莹润，均为肝、脾、肾不足之征；如耳轮干瘪，呈灰黑斑多处，则为精血衰弱之候；如耳轮干焦，伴听觉失聪，则为肾精耗伤，血脱液枯。老年妇女经血淋漓不绝，病程日久者，多见此现象。

4. 望呼吸

常人呼吸每分钟 16～18 次，妇女稍多。在运动、进食或精神兴奋时，呼吸次数增加，这是一般现象。若发生病症，则或增或减，均会呈显著变化。减少的一般属于虚弱或衰脱疾患；增加的如胸膜病、肺炎喘息、心脏病、肾脏病、热性病等。另有一种迫坐呼吸，平卧或侧卧时呼吸困难更甚，坐起较好，大致见于心脏衰竭、肺水肿、哮喘、孕妇子气、胎水及腹压增高之时。呼吸的变化，约分下列五种：

（1）呼吸粗：呼吸有力而不和顺，多见于热性病发高热时，病的现象在肺，发生在胃。胃中热壅，气不下行而反上逆，则呼吸随着粗大。孕妇"子悬"症初起时，往往先见胸闷、呼吸粗或气急。这时如不治疗，进一步便为胎气上迫的"子悬"症。

（2）气喘：气喘为气急之总名。有虚实之分，如呼吸气粗，声高息涌，但以呼出为快，属实喘，多见于孕妇胎气上迫，为气机不利之候；如声低息微，吸气困难，有张口抬肩的状态，属虚喘，多见于产后血崩，乃肺肾气虚，出纳无力之候。这两种气喘，一般是虚喘重，实喘轻，但在产后恶露不下或胞衣停滞，而腹胀痛、气喘促的实喘，则是危急证候，不能看作轻证。

（3）呼吸微弱：即呼吸低落，主中气不足，亦可为气血虚脱的前奏。妇科病以严重血崩、产后子宫大出血或宫外孕新鲜破裂阶段常见呼吸微弱，伴发休克。这时必须中西医结合，马上进行抢救，否则气随血脱，危险立至。

（4）呼吸短：即呼吸短促而不相接续，与呼吸微弱不同，而又有相同之处。呼吸微弱有静寂感，呼吸短促有躁急感。呼吸微弱表现在气不足以息，言不足以听，呼吸状态尚自然；呼吸短，则气若有所窒，讲话不能自续，呼吸状态呈现勉强。呼吸微弱，在病机上只虚无实；呼吸短，在病机上有虚有实。虚的见证与呼吸微弱相同。实证多见于妊娠水肿的严重阶段，水气上凌心肺，或胎气上逆发作时，气机升降不利。这些现象，是呼吸微弱所不会有的。

（5）肩息：呼吸道狭窄，体力又微弱，吸气时非用全力不可，因而牵动两肩，所以叫肩息。病灶在肺，病源在肾。这种呼吸情况，也多见于妊娠水肿的严重阶段，或胎气上迫的突然发作期。哮喘剧烈时，也往往有这样呼吸。症状虽难堪，但不是危候。如果精血亏耗的衰弱证伴，全身肌肉瘦削而面部浮肿的，则属于危重现象。

（二）闻诊

妇科闻诊与内科同，只有带下及产后恶露之是否有臭气为妇科闻诊。但事实上，这已属于问诊范畴。这里叙述内妇科都适用的主要闻诊如下：

1. 咳嗽声

咳嗽频作，声重而有力，为痰热内壅，或表邪未宣达；咳声清响，常为咳嗽将愈之候；咳嗽连声，咯痰不爽，多为支气管炎；咳嗽声急迫，呼吸短促，多属肺炎；咳嗽重浊带水音，为胸中积饮停水之征；干咳无痰，咳时气急，为燥邪伤肺。以上六种咳嗽声的闻诊，也适用于胎前、产后咳嗽的辨证。此外，咳嗽声涩，咳吐白沫痰或水样涎沫，为肺脾阳虚的痰饮咳嗽；咳声不扬，胸痛气急，吐脓血夹痰，为肺痈；咳嗽少痰，或痰中带血，咽干声嗄，午后潮热颧红，为阴虚肺病。这三种咳嗽是三个独立病，也可在妊娠、产后偶见。

2. 呕吐声

呕吐，是妊娠恶阻中的一个特有证。一般呕吐是有声有物的，如只有呕声而无物吐出，名干呕。呕吐有属胃寒，有属胃热（包括肝阳犯胃的呕吐），有属胃阴虚，有属胃阳虚和脾肾阳虚，须结合其他症状及脉舌进行辨证。就呕吐的闻诊来说：①呕声响，吐出物多，酸腐气味重，呕吐发生在饭后不久，为胃热或胃中食滞；②呕声低，吐出物酸腐气重，或仅仅吐出清水状物，为胃寒；③如病程较长，身体衰弱，饮食稍多即呕吐，呕吐物气味很少，为脾胃阳虚；④食后半天才吐，吐出物中有未完全消化之食物，有的甚至晚间的吐出物中还有早饭的残渣，这是脾肾阳虚的反胃呕吐。妊娠呕吐属于前两种，而不属于后两种。

3. 嗳气声

嗳气，是胃中有气上逆，嗳出声既响又长，有间歇性，与频频作呃的呃逆不同。嗳气，为胃气不舒而上逆的现象，由胃内容物发酵，蠕动失常，消化机能减退所致。多见于肝气郁结，胃气不和的中年妇女，更年期妇女尤多见。若老年人患此，要防真气耗伤。

4. 呃逆声

呃逆，俗称"呃忒"。膈间有气上冲，呃呃作声，声短而略有间歇，为横膈膜痉挛所致。本证分寒、热、虚、实。偶然发生，10～20分钟即止的，不足为病。在平时可认作小病。胎前产后须当作一种病看，特别在新产后，更必须重视。寒证呃逆，呃缓而声低；热证呃逆，呃频而声响。当以脉舌及症状进行辨析。呃逆时从脘部上冲，呃声有力，病在胃，实证居多（包括胃热、胃寒、痰郁、血瘀）；呃逆时从脐部上冲，呃声有气没力，病在肾，虚证居多（主要是肾阳虚，也有脾阳虚的）。轻重之间，必须分别。

（三）问诊

病，生成于体内；证，见之于体外。医生诊病，除了望色、切脉之外，询问病情的问诊，尤为重要。问诊，即是调查研究的一个过程。在询问病情时，主要是即其自觉症状以求其病因，作为辨证的可靠依据。这里以妇科必要的问诊事项，编成"妇科十问歌"，以便于记诵。每一项下，加以说明。其内科问诊，有适用于妇科的，也择要附入。

妇科十问歌

一问年龄二问经，期量色质要问清，前后多少色深淡，虚实寒热探此中。

【说明】诊妇科病首先要问年龄。因妇女有青春期、中年期、更年期和老年期四个阶段，每阶段的生理特点和患病情况各不同，诊断及治法也有些区别。妇女年龄与生、长、衰、老的关系，《素问·上古天真论》指出："女子七岁肾气盛，齿更发长。二七而天癸至，任脉通，太冲脉盛，月事以时下，故有子……七七任脉虚，太冲脉衰少，天癸竭，地道不通，故形坏而无子也。"这段经文，对妇女的发育、成长和衰老的生理特点，作了比较概括的描述，同时也说明了妇女的月经、胎孕主要与天癸有密切的关系。金元时代刘守真曾说："妇人童幼天癸未行之间，皆属少阴；天癸既行，皆从厥阴论之；天癸既绝，乃属太阴经也。"上海陈筱宝氏引申认为女子青春时期，正当肾气旺盛之年，冲、任两脉开始充盛而通畅，天癸至，月事以时下。如果青春期月经发生病象，治疗关键在肾，兼顾肝脾。中年时期生育儿女，劳力操心，肝阴易伤，肝阳易动，肝气易郁。故中年以调肝为主，兼顾脾肾。老年绝经期后，气有余而血不足，治当益血之源。脾藏营而统血，故治疗关键在脾，兼顾肝肾。以上这些说法，从妇女的生理、病理来分析，年龄确有一定的参考意义，故列为第一问。

月经的正常与否，是妇女是否健康的具体表现。凡女子年在十四五岁以上，必问其月经行否？经未行而肤色润泽，体力如常，无瘦怯及虚弱现象，虽在 20 岁左右月经不潮，亦不为病；如果肤色憔悴，人不长成，则要考虑怯弱症或其他慢性病。月经已行的妇女，要问明经期之迟速，经色之深淡，经量之多少及是否夹有瘀血块。一般月经提前多属血热，但也有气虚不能摄血而先期的，应结合望色、切脉及其伴发症决定；月经后期，多属血瘀，或气血虚寒；先后无定期，属心脾虚或气血郁结。月经量过多，属阴虚血热，或气虚不摄；经量涩少，属血虚，也有血瘀、痰阻等所致。月经有瘀血块，多数是气滞血瘀；夹寒的，瘀色暗淡；夹热的，瘀色深红。月经色淡为气血不足；经色紫暗，为瘀热内结。经期及经前有腹痛感，多为气血瘀滞，或寒湿凝结；经后腹痛，则多系血虚。从月经失调中还可以问出另一个现象，那就是崩漏。忽然大下血不止者为崩，淋漓日久不止或止而又来者为漏。崩漏有属于气虚的，证见血色清淡，少腹有下坠感，无胀痛感，伴头晕力弱；如伴有畏寒现象的，那要考虑是虚寒崩漏。有属于虚热的，证见血色鲜红，量多，伴心烦少寐，口干、目眩；有属于湿热的，证见血色紫红，腥秽黏稠，面色油垢，食少脘闷，下腹痛作胀；有属于血瘀的，证见血色紫暗，带小块，量涩少，腹部胀痛，甚则拒按；有属于肝气郁滞的，证见血色紫暗而量不多，精神郁闷，胸胁胀满，甚则下腹部胀痛。

另有经闭一证，也应问明情况。除辨别血虚或血瘀外，还有属于阴液亏损的，常诉入夜潮热、颧红、心烦、咽干口苦，腰酸，白带多；有属于痰阻胞脉的，常诉脘闷腹胀，纳少，痰多，四肢酸重；有属于气郁的，常诉脘胁胀满，下腹部胀痛，精神抑郁，多烦恼，乳膺部发胀或隐痛等症状。

又有因服辛热香辣动血的药物或饮食，或长途跋涉而月经提前来潮；有经水正行，因饮冷或冷水洗澡或因精神刺激而中止。更有患外感发热而适值经行，要防其经水有过多现象；经水将潮而适逢性交，则会造成"兜经"情况。其他种种月经失调的原因和证象，都须通过仔细询问而获得的。列为第二问。

三问带下色和量，清浊腥秽辨病情。

【说明】带下，童年及青年期的女子有时也有，少量湿润，不是病态。已婚及经产妇女，稍多亦不为病；如绵延不已，或每天必阵下数次，则为病象。必须问明带下何色，质是清稀如水，还是浊厚如浆，或是豆腐渣，是否有臭秽气，阴道是否有痒感，等等。一般白带属湿，亦有脾虚或痰湿内滞；赤带属热，须辨其肝热、肾热或心火下移；黄带属脾经湿热；黄赤带属肝经湿热或湿毒下注。

白带清稀，无腥秽气，多属脾虚；质稠量较多，考虑痰湿；带下黄稠如脓，有秽气，多属肝热夹脾湿而成湿毒。带下黄白，如泡沫状，有腥臭气，多为滴虫性阴道炎；带下乳白色，作凝块状，量较多，多为霉菌性阴道炎；带下稠黏，黄脓样分泌液，有时夹赤带，多为慢性宫颈炎。带下清稀，多属寒湿；带下稠臭，多属湿热。再问清伴发症状，参以脉诊、舌诊进行辨证，方更明确。

又有白带绵绵，稠黏清冷，此属下焦虚寒，或脾肾阳气不足；另有一种白浊，随小便淋漓而下，浑浊如米泔水，考虑是脾肾湿浊渗入膀胱；再有一种白淫，常在尿后出白物如精之状，与欲念有关。以上一系列之白带情况，都有必要在问诊中加以分析。列为第三问。

四问腰酸与腹痛，气血虚实寒热斟。

【说明】妇女腰酸腹痛，是比较常见的症状。不论月经病或带下病，多数会伴有腰酸腹痛；另一方面，从腰酸腹痛的轻重、部位及其伴发症，可以测知月经或带下的属于气虚、血虚、气滞、血瘀，或属于寒，或属于热的各种病机。例如：腰酸痛而有重坠感，其酸痛是经常的、悠缓的，而不是剧痛，并伴有白带清稀，则属于肾虚或气虚；腰酸痛隐隐，无休止，白带清薄而量多，伴有畏寒力弱，则属于脾肾阳虚；腰酸痛伴小腹痛，甚或刺痛，带下黄白、浑浊臭秽，或黄绿如脓，属肝热夹脾湿，或湿毒下注（肾盂肾炎或盆腔炎都有此现象）；腰痛重者，不能转侧，白带时多时少，清稀或黏稠，属寒湿或痰湿。至于腹痛，要比腰痛问得更需仔细些，因它对病机的反映面较广，较切实。一般认为，脘腹胀痛，多数为胃肠有积滞，其中拒按，口干，喜凉，大便秘结的，属实热；得按摩而痛减，喜热饮，大便溏薄的，属虚寒。腹痛经常无休止，痛的程度较轻，有胀实感，是食积或瘀血；腹痛时作时止，痛的程度轻，喜按摩或热敷的，是气血虚寒；腹痛时有块隆起，按之痛愈剧，属气滞血瘀；腹痛沉着，按之作反跳痛，属瘀血积块化热或子宫肌瘤有感染性变，或生内痈。从腹痛的部位来分：绕脐痛，有虚寒、热积、虫积的不同，须兼问其有关的自觉症状，并结合脉诊和舌诊。痛在小腹部，属瘀血积于宫腔或卵巢囊肿。前者，古医书称"热疝"，相当于现代医学的盆腔炎或附件炎。盆腔炎有急慢性之分。如只觉少腹部酸痛，痛处有包块，带下黄白色，属慢性；如腹痛剧烈，发高热，黄白带多，则属于急性。痛在两少腹（下腹部两侧）的，多为输卵管炎（包括宫腔内外的瘀血证，或瘀血化热证）；如停经一两个月，突然少腹左侧或右侧剧痛，伴阴道出血瘀暗色，必须注意宫外孕。这是腰腹痛属于平时妇科病的举例，不包括妊娠期。列为第四问。

二便情况列五问，关系膀胱与脾肾。

【说明】大便关系到脾胃与大肠，小便关系到肾与膀胱。一般伤寒或杂病，以问清大便为主，而妇科病则以问清小便为主。由于肾及膀胱与子宫位置相接壤，且与各脏腑的气化亦相关联，可以反映出内脏（包括子宫）的寒、热、虚、实。例如：早妊妇女的小便多淡黄色，有频数感，这是一般现象。脏气虚寒（心阳虚而肾气不摄），则小便清长；下焦有热或肝热下移膀胱，则小便黄赤，排尿不畅，或尿急、尿频，甚则排尿时有涩痛感；小便浑浊如米泔，伴急迫感者，为湿热，表现为尿浊症（相当于肾盂肾炎）。尿色黄赤者为实热，淡黄者为虚热，深黄或带红色为肝火旺，淡红、淡黄色为肾阴虚。小便短涩，尿道有痛感，多为心火盛而膀胱热结，即膀胱炎或尿道炎，在孕妇则叫做子淋。尿时点滴，尿道痛感如裂，尿中有细砂粒，为砂淋，又称石淋；色赤带血者为血淋；色黄白而稠黏，所下如膏脂的为膏淋；从劳役而得的为劳淋。这五种淋症，都伴有轻重不同的腰酸痛，前三种属于湿热或湿毒，后两种是肾虚而兼湿热。孕妇在七八个月时，小便秘涩不通，小腹胀急疼痛，心烦不得卧，古称转胞。其病因有气虚、肾虚之别，详见证治部分。

关于血尿：肾结核、肾结石、膀胱炎、膀胱结石、输尿管炎、尿道炎等症均可见，须经过尿检。肾出血，膀胱出血，则尿与血相混，尿后出血较多；尿道出血，在尿初期混血，或后期有之，而不是全程皆有，排尿时亦较困难，有涩痛感。

前面所述，妊娠在一两个月及足月时，都有尿频现象，但早妊期的尿频是意识感，一般能忍受；孕将足月的尿频，有急迫下坠感。在询问时应注意及此，因其中也包含流产和早产的因素。

至于问大便的辨证，基本上与内科同。但在胎前产后，要注意两点：①胎前患泻痢，需防伤胎而引起流产或早产；②产后患泻痢，会使恢复缓慢而体转虚。另有产后大便带血色，应问其会阴破裂是否愈合，并须问明是否有恶露浸润于大便，要与一般的大便带血辨别清楚。

以上对二便的询问，根据临床实践，认为妇科病问小便的参考价值重于问大便；不过，大便出现异常时，也必须问清情况的。一般来说，大便溏泄，多属于虚寒证；大便燥结，多数属于虚热或津液亏耗。暴泻、水泻、痢疾及粪前后便血，多关系到大肠；久泻、久痢及内伤泄泻，多关系到脾肾。这些都列为第五问。

　　六问婚孕胎产史，崩漏宜防肿瘤症。

【说明】凡25岁左右的女子就诊，必须问其是否结婚，结婚年月，有否孕育，几孕几产。这对辨证与用药极有关系。例如：未婚女子的停经，首先要考虑到气血阻滞，由于女青年对吃酸冷食物或冷水洗脚，在月经前或月经期都不注意；其次要考虑到是否有慢性衰弱症，或者是月经初潮而歇经。如是已婚，就要考虑到怀孕。这些实际情况的不同，对于治疗用药是大有区别的。又如未婚女子白带多，一般属于湿滞或脾虚；如已婚，就要考虑到宫颈或输卵管是否有炎性病灶；如系经产妇女，则要考虑到子宫附件或盆腔的病变了。当然，以上几种考虑，还是要结合妇科检查、其他症状及脉象和舌苔。

已婚妇女，若停经四、五十天，有思酸作呕、口淡、饮食无味、肢体倦怠等情况，要注意早妊；若停经两三个月，乳头黑晕转深，乳房升发，脉象滑数，这是胎孕已结。另有一种所谓盛胎，受孕后仍每月行经，比较难辨，须问经行多少，腹中动否，最好做小便妊娠试验，或通过妇科检查来决定。

此外，对初产或经产妇女的治疗，也有不同，所以问胎产史有其必要。如初产妇与习惯性流产的妇女患胸闷脘胀或呕吐，枳实、厚朴、大腹皮等药要慎用，防其下气动胎；经产妇则不需顾虑这些。

关于经水淋漓不止，有的妇女不大注意，认为是一般小病。其实不然，往往是大病的前奏。必须及时告知，在生活上（特别是性生活）、行动上注意；治疗也要采取有效措施（最好通过医院妇科内诊检查，如有癌变可疑，还需进行病理检查），勿使拖延。临床上，常见到个别妇女阴道出血不规则，或淋漓不止，或止而又漏，患者认作是月经不调，漫不经心，过了一些时日，突然出血增多，变成血崩，经医院检查，发现为生殖器癌症。所以医书上"经漏防崩"的说法，是有其临床意义的，大有及时问明的必要，作为第六问。

孕期腰腹列七问，疼痛胎漏病非轻。

【说明】怀孕至两三个月左右，由于脾肾不足或其他生活因素（这里要注意：多数是性生活因素），容易发生流产。流产的先兆必有不同程度的腰酸重，下腹部坠痛及阴道少量出血等现象，必须着意问明，以便及时防治。流产前期，还有胎漏和胎动不安两个症状：胎漏是孕后阴道不规则出血，量或少或较多，时下时止，但无腰酸、腹痛、少腹坠胀等现象；胎动不安是孕后某一阶段先感胎动重坠，接着有轻微的腹部酸胀不舒，或阴道少量出血，症状由轻转重，严重的可引起流产。根据临床观察，流产必腰酸、小腹坠痛及阴道出血三证俱全，才能形成；其中以腰酸为先兆，小腹坠痛为特征，至阴道出血持续增多，则胚胎快要流出。这说明胎系于肾，而腰腹的酸重下坠，正是肾气下陷，不能系胎的表现。所以在问得有胎漏及胎动不安现象时，急宜辨证施治，不要使其流产形成。

与此同时，还必须问明腹痛的部位和痛势的缓急，以及阴道出血是鲜红还是褐色，以便与子宫外孕作区别。流产的腹痛，痛势缓而较轻，痛位在下腹中部，或伴有阵发性宫缩；子宫外孕的坠痛，急性发作，局限于少腹一侧，或蔓延至全下腹，伴有休克。流产的阴道出血及排出物量较多，红色，有血块，排出物有胚胎成分；子宫外孕出血褐色，量不多，仅有蜕膜组织排出。以上这些，都有赖于仔细查询，列为第七问。

新产"三审"列为八，恶露、大便、乳汁情。

【说明】新产妇要注意"三审"，清·张璐玉在《张氏医通》里提出："凡诊新产妇，先审少腹痛与不痛，以征恶露之有无；次审大便通与不通，以征津液之盛衰；再审乳汁行与不行及乎饮食多少，以征胃气之充馁。"意思是说，对新产妇的恶露、大便、乳汁三个方面，要仔细问明，加以审察，以便推断其气血、津液的盛衰，是可取的。所谓恶露，即胎儿娩出后，宫腔内残留的浆水、余血和坏死的蜕膜组织及黏液等，从阴道陆续排出。一般约20天左右排尽，个别的也有六七天即干净。而欲知恶露之究竟有否留着，主要还是以下腹部痛与不痛来测知。如下腹阵痛，有块隆起，按之其痛更甚，知恶露留瘀必多；如下腹已无痛感，恶露色淡量少，可以推知留瘀已渐排净。此外，如恶露过少过多，或淋漓不净，或鲜红如血，或清淡如水，或色黑如酱汁，或有臭秽气，皆非正常。必须问明情况，其辨证与月经不调同例。又如产前原有癥瘕积块，可趁恶露排泄过程因势利导，化其癥块，也是一个治疗机会。

关于产后大便艰涩，因产妇分娩时气血津液有损耗，往往会三至五天或一星期不大便，不足为患。可多喝些咸豆浆或淡盐汤以润肠，则大便自解。如产前曾患泄泻，产后仍然未愈，那么就要注意：第一，要防脾虚不复，中气更伤；第二，要防久泻伤及脾肾，酿成虚弱病。这时必须作为一种产后病对待。

关于产后乳汁问题，初产妇产后三天觉有轻微发热，全身稍有不适感，乳汁开始下来，一两天后发热除，乳汁即渐旺盛。也有不发热而乳汁就畅行的，这全是正常情况。如既无发热，又无乳汁，或乳汁下而很少，那就要问饮食如何？因乳汁虽为气血所化，主要还是来源于饮食。胃纳健而乳汁少，俗称"食不引乳"；如其胃纳不旺，乳汁又少，则要考虑气血不足了。此外，如果乳房胀痛有块，乳汁流出很少，这是乳滞不行，须予通乳。其他乳部疾患的询问，详见中篇，这里只把恶露、大便与乳汁三方面（主要是恶露与乳汁）的询问，列为第八问。

九问产后起与居，眠食状况也要紧。

【说明】由于产妇在产时消耗精力及产后哺乳等因素，导致产妇常有气血不足、营卫不固、汗多体虚的情况，稍有不慎，即易得病。因此，产妇的眠食起居，临证时也应问及。一般平产的产妇，在产后两三天就能起床，适当活动，不过肢体感到软弱无力，再过一两天，就逐渐恢复。如果不能起床，就要问是否有腰酸、腹痛或会阴破裂等现象，是否有头晕及体力不能支持的现象。同时，还应问到产妇的全身状况，食欲是否恢复，睡眠是否充足。因眠食与产妇营养的补给有直接关系，新产后睡眠不好，可由于恶露停滞而腹痛干扰，或自带小孩而影响睡眠。否则要考虑到胃气不和则卧不安（属实），或心脾两虚而失眠（属虚）。至于纳食减少，也有虚实二因：虚的多是脾胃运化无力，实的多是胃中积滞未消，还要问到是否由大便不通而肠中有积滞。这些都须通过询问，参照旁证及脉舌。列为第九问。

十问兼证与夹证，相互并发找原因。

结合脉诊与舌诊，辨证用药有柢根。

【说明】妇科本病，只是经、带、胎、产及乳部疾患五大类，而兼证，夹证却有二、三十种。除外科病不计入，其属于外感六淫的兼证，有伤风、伤暑、伤湿、伤寒，还有风湿、风温、湿温、暑温、秋温、冬温等；属于内伤杂病的夹症，有夹气、夹血、夹痰饮、夹食积，夹内热、夹泻、夹痢、夹疝痛、夹内脏的衰弱、劳损和肿瘤等等。这一系列兼症和夹症，有兼夹在月经期的，有兼夹在妊娠期的，有兼夹在产褥期的。病机有表、有里、有虚、有实、有寒、有热，极其错综复杂。如果不仔细询问和观察，面对着这许多可能兼夹或已经兼夹的病症，怎样来辨别呢？辨别的方法，主要是"问"（当然有必要四诊合参）。对兼夹外感或内伤病的问诊，与单纯的妇科病问诊有所不同：一般先问其有否发冷发热？发冷的程度怎样？热型怎样？是否出汗及汗的多少？是全身还是局部？是否有头痛或身痛，疼痛的部位、轻重怎样？痛的性质（是阵发性还是经常性、是游走性还是固定性）如何？胸腹胀满是胀是痛，是喜按还是拒按？食欲怎样？有否呕吐或咳嗽，吐出物及咳出痰液怎样？口渴喜饮否，渴饮多少，喜热饮还是喜冷饮？大小便通利否？有无便闭或便泻，便泻的次数及泻出物怎样？小便清长还是热涩？通过一系列从上到下、从表到里的询问，尽可能从问诊中找出其主证和主因，同时也不放过伴发症。另一方面，还必须问得兼证与夹证中对病情而引起的变化，提高警觉性，抓住其当前的主要矛盾，防其未来的病情演变。

以发高热来说，在月经期往往会导致血热妄行，妊娠期容易伴发"子痫"，导致伤胎或流产；产后高热不退，重则引起反复感染或毒血症，轻则为产褥热。又如剧烈的咳嗽，在月经期能引起月经过多；妊娠初期能引起胎动不安或流产，后期会导致早产；产褥期能使子宫难于恢复或下坠更甚；久嗽不愈，则有转为"蓐劳"的可能。重的便泻或痢疾也和咳嗽一样，会引起各种不良后果。其他的兼证、夹证，都能使妇科本病复杂化，特别在妊娠期与产后期，变化更多。因此，必须问得清楚，辨得明确，注意得及时。虽然列作最后的第十问，但也是重要的。

现在把《妇科十问歌》连起来抄录于后，以便诵记。一问年龄二问经，经量色质要问清，前后多少色深淡，虚实寒热探此中。三问带下色和量，清浊腥秽辨病情。四问腰酸与腹痛，气血虚实寒热斟。二便情况列五问，关系膀胱与脾肾。六问婚孕胎产史，崩漏宜防肿瘤症。孕期腰腹列七问，腹痛胎漏病非轻。新产"三审"列为八，恶露、大便、乳汁情。九问产后起与居，眠食情况也要紧。十问兼证与夹证，相互并发找原因。结合脉诊与舌诊，辨证用药有柢根。

（四）切诊

切诊，主要是切脉，也包括一部分按诊（按胸腹）。按诊在现代医学比中医书所载精细，这里单讲脉诊。

一般来说，内妇科基本同此脉诊，但同中有小异。比如，妇科有几种特见脉（弦脉、滑脉、涩脉、代脉），由于妇女特殊生理形成，其中涩、代二脉，见于早妊某一时期，不一定作病脉诊，而见于内科则为病脉。所谓"男女异诊"，在方法上也有些不同。一般诊脉都是使病人仰腕诊，但严重的血崩或产后晕眩患者，卧床不能起坐，则须采用覆腕诊或侧腕诊；医者的指法，也要用多种方式来适应患者的臂位和脉位。除了用举、按、推、寻等方法以外，还必须相应的采用其他诊法。例如：诊初孕妇须用"移指诊法"，即先诊三部，再略退半步，以食指按寸关之间，中指按关尺之间，然后指位复原，重新比较，以得出尺寸之有力无力、大小浮沉；诊子痫患者，须用"双手一扶一诊法"，以得出脉象的动中之静；诊产后大出血及血崩患者，体位只能侧卧不能仰卧的，须用"挽指诊法"，以适应患者覆腕或侧腕的臂位。种种不同，随宜而施，主要以能诊得真实脉象为前提。

据我临床揣摩与观察，脉象的区分和诊得，有三类情况应说明：①脉型类似，难以区分，前人也往往并称的，如紧之与弦，洪之与大，细之与小，弱之与虚，疾之与数，缓之与迟，伏之与沉七组脉；②只有在少数病人中偶尔见到的，如促、结、代、芤四脉；③只能空谈，不切实际的，如长、短、动、散、革、牢六脉。这十七脉象，有难辨的，有偶见的，有不可能诊得的。古代脉学书中虽多记载，我却很少体会，特别是第三类，当然不愿以空言代事实，来渲染它。

下面扼要叙述十二种常见脉。

1. 浮脉

脉象：浮脉是轻按即得，特点在于显现的部位浅。

主病：一般属表证。妇科杂病极少诊得，只有倒经患者右寸多浮弱；严重血崩，气随血脱的前趋期，脉象则浮而无根。

临床体会：感冒初期，恶寒严重时，脉象多不浮，到发热至一定时候，或热甚烦躁出汗之际，脉象必浮。新产后及暴崩，亦可暂见浮大脉，第二三天必逐渐转为弦细脉，或虚数无力。这是气血在大量伤失后企图维持平衡，而反应于脉搏的一种现象。如久崩久漏而见浮大脉，则为气血衰竭不能恢复的表现。

2. 沉脉

脉象：轻按不应指，重按始得。特点是显现部位深。

主病：一般属里证。病在脏者脉多沉，妇科以脏病（里证）为多，故常见沉脉。沉而有力，多为瘀血痰食内积；沉而无力，多因气滞不舒，或阳气虚陷。

临床体会：孕妇脉见沉细，胎气必弱；妇女腹腔内有陈旧性包块，脉必沉涩；腹痛剧烈时，脉亦沉。凭脉辨证论治，凡沉实有力，多系实证，宜消宜攻；沉虚无力，多系虚证，宜温宜补。

3. 迟脉

脉象：一呼一吸的脉搏不到四至。特点是每分钟的脉搏不到60次。

主病：寒证。着重在于兼脉——迟而兼细小为气血虚寒，迟而有力为气血郁滞，迟而兼涩为虚寒性血瘀。中年妇女见迟脉，多患痛经及不孕症。

临床体会：体温低降，心搏缓慢，必见迟脉。前人认为："阳气不足，胸中大气不能敷布"，实际是指心力衰竭而言。所以迟脉主寒是少数，其中真阳不足而脉迟是多数。恶阻由于食滞胃脘，脉亦迟；胎前产后泄泻日久，元气亏弱，脉亦迟；便秘患者腑气不通，脉道壅滞，往往会出现迟脉（迟而沉有力）。又有湿浊内壅，脘闷腹胀，脉象模糊，即所谓迟滞脉，均不得诊作寒证，必须参合全身症状诊断。

4. 数脉

脉象：一呼一吸的脉搏在五至以上。特点是每分钟脉搏超过90次。

主病：热证。着重在于兼脉——实热内盛，脉数而有力；久病阴虚内热，脉必细数；如数而无力，又多见于气虚证或血虚证。

临床体会：数脉一般都认作热证，但妇女妊娠初期，多见数脉；子宫出血多而引起贫血的，脉常虚数，毫无热象。相反，子痫病或胎前产后的咳嗽病，脉皆数。血崩证，脉见虚数的为顺；如脉数而实大弦劲，伴有腹胀，必会有更多的出血。

5. 滑脉

脉象：搏动流利，偏浮、偏实、偏数，脉体有圆湛感。

主病：痰、食、实热。

临床体会：滑脉以流利有神为准，为气血充盛之象，属有余之象。平人见滑脉为阳气盛，不能认作病脉，但须参证于舌苔：如脉滑而舌苔黄腻，则为食滞；黄厚而燥，则为实热；滑腻带薄黄，则为热痰；滑腻而薄白，则为寒痰。脉书都说孕妇脉滑，据我临床诊得，凡妊娠一两个月间，滑脉多不甚明显，只见数脉；妊娠至中后期，滑脉越明显。因此，与其说滑脉来诊断早妊，那么应加一转语——以数为前提。另一方面，凡停经、经闭，脉必细涩无力，如果经停脉不细涩而滑数，那么，首先考虑是孕象，其次考虑到月经将潮。

6. 涩脉

脉象：搏动不流利，无圆湛感，有迟滞感，三五不调（至数不均匀而无力）。

主病：精气不足，或气滞血瘀。

临床体会：涩脉多因气虚、血耗所致。肢体病为腰脊腿膝酸疼，内脏病为虚损劳伤及心脏疾患（心主血，凡见涩脉，不是血虚便是血瘀；气为血帅，凡见涩脉者气亦弱；脏气有权，脉亦匀整有序，故见涩脉者，又可以测知脏气之乱）。一般妇女见涩脉，必经血干少，或经闭，或患不孕症；即使有孕，胎气必不旺盛，甚则胎萎不长而堕胎。少数有因肝气郁结，或气血瘀滞而见涩脉，有因过服腻补药，或久坐久卧，气机失于流通而见涩脉，这都不能作精气不足来决诊。妊娠呕吐甚者，有时也会偶见涩脉。形气不衰弱，一般不妨事，但如呕吐日久而脉涩、形气又衰，则为中虚，须防流产。

7. 大脉

脉象：搏动大而有力，应指有满溢感，偏于浮（大而数为洪脉）。

主病：热盛于内，气壅于上。实大而数，为热盛于内；浮大而数，为气壅于上。

临床体会：大脉为血管扩张的现象，有生理上脉管粗大，系体质关系，与病情无关（习惯上叫做六阳脉）。若患病而脉大，是指实大而言。凡内伤久病，如久嗽、久泻及妇人血崩或新产后脉见实大者，病多难愈。因气血已虚，而脉象反盛实，是脉证反常，不但要防下血多，更要防汗出上脱。只有妊娠子痫，脉见实大或弦大，却无妨；若产后痉病，而仍见弦大或实大脉，则为病势盛，也不是好现象。

8. 小脉

脉象：搏动细小，应指明显而无力，偏于沉。细脉与小脉类同，微脉比小脉更细更软弱，可以理解为"特小脉"。

主病：诸虚劳损，以气血不足为主。

临床体会：小脉为血管收缩的现象，有生理上之特殊脉管细小，与病情无关（习惯上叫做六阴脉）。如果患病而脉见细小，在体内为气血不足的表现，有外邪为病邪已退的表现。妇女一般脉多细小，如细小而弦急，主少腹部有疝瘕疼痛。这一说法，书本上与临床所见相符。孕妇脉细小，胎气多不足，服补养药后，脉渐见滑大，在门诊中常有遇到。血崩后脉宜细小，不宜实大，其理由与妊娠子痫脉多实大相对称。

9. 虚脉

脉象：举按无力，重按更软弱。脉搏之深度偏于浮，速度偏于迟，为无力脉之总称。

主病：气血不足，脉搏多虚弱。虚而浮象明显，为表虚自汗畏寒；虚而兼沉，为里虚（肝、脾、肾不足）崩中漏下。虚而兼迟为虚寒（阳虚），兼数为虚热（阴虚）。虚而兼涩为脱血，为心气衰弱或心阳不振。总之，虚脉无实证。

临床体会：气不足以运其血，则脉搏无力；血不足以充于脉，则按之空虚。凡虚脉多是营气衰弱，见于血崩后、产后、病后的气血不复等。妇女脉虚细，月经必不调，久崩久漏，八脉亏损，腰脊酸疼常见，多由于精血衰弱，或产育频繁，精血耗损之故。中年妇女见虚脉，必体弱多病，也即是"先天不足，后天失调"之人。

10. 实脉

脉象：轻按重按都有力，脉形之体积偏于大，为有力脉之总称。

主病：一般是瘀血实热积滞。上焦证则见烦热面赤，头胀头痛；中焦证则见脘腹胀，或胸胁满痛；下焦证为蓄血瘀结，或膀胱积热，必见腹胀痛、大便闭等腑实证。总之，实脉无虚证。

临床体会：邪盛而正气不虚，邪正相搏（病邪与正气势力相当），脉象必见应指有力。实脉的病理特征，多为腑气壅滞。腑气壅则脏气亦滞，动脉血液充盈，血压亢进，脉象实大。但本脉对某些病症绝不相宜，如血崩后、新产后、大汗及久泻后一切虚弱症，若见实脉，为血管变硬，后果不良。

又，脉象大小与虚实有所不同。大、小以脉管之宽狭而言，虚、实以脉搏之强弱而言。且有大而虚、小而实的脉象，临证时应当细别。

11. 弦脉

脉象：挺直而长，紧张有力，脉搏之强度偏于实。特点是脉的搏动力强，有绷急感。

主病：凡痉病、高血压病、动脉硬化症、疟疾、痰饮、癥瘕积块及脘胁胀满的肝胆病，多见弦脉。妇女痛经、乳房小叶增生及血气郁结、少腹瘀块等症，也常见弦脉。

临床体会：弦脉的诊得，是在指下有紧张而不柔和的触觉，主要是气血郁滞或血受气迫，血行逼迫向前的一种脉象。古称弦脉为"阳中伏阴"，实际是血行虚性兴奋。凡肝气横逆、躁急忿怒，或气血受肝病影响时，脉多见弦象，妇女则以月经失调为第一步。常见到肝气郁结患者，脾胃多不和，消化受阻滞，患者往往精神紧张，易致失眠。眠食俱不足，气血营运更受影响，所以病人见弦脉。其面色多枯燥暗滞而少红润，月经必不调，接着疝痛、带下、癥瘕或崩漏等一系列肝脾气滞血瘀的症状先后出现，这都可以从临床时接触到的。另一方面，凡体虚而气血郁滞，多见弦细脉，其人必上盛下虚（肝旺于上，肾亏于下）。若脉见弦实或弦大，则不是纯虚证候或轻浅证候，应注意有无痛症或疝瘕。近十年来，诊得宫外孕病人多数见弦脉，有的弦滑，有的弦数，其机理亦当是气血郁结之故。而且宫外孕见到弦脉，越弦劲越有破裂危险，必弦劲脉转缓和，始可无虑。

12. 濡脉

脉象：浮小而细软。特点是脉位之深度浮浅，脉搏之强度虚软，脉形之体积细小。

主病：气血渐虚之候。上焦病表现为心肺之气不足，胸闷心悸；在中焦为脾胃运化力弱，食后脘胀；在下焦为崩漏、带下、白淫或泄泻。

临床体会：濡脉是虚软少力，应指虚细，不像虚脉之虚大无力，也不同于微细脉和沉细脉，而是浮、小、细、软的综合脉。濡脉为中气不足之候，故证见内伤虚弱，带多崩漏，四肢乏力，食少便溏；中气虽不足，尚是亏虚的第一步，更不到气血衰惫的严重情况。所以脉见濡象，是体虚之渐，不是体虚之极。

上述十二种脉象主病，为临床上经常接触到的。至于古代脉学书的28脉、29脉或32脉，其实即是上述十二种脉的衍化。下面附述促、结、代三脉。

促、结、代，都属于脉的至数（心律）不整齐的脉象。其中脉搏较快而有不规则的间歇者，为促脉，即"数时一止，其名为促"；脉搏较慢而有不规则的间歇者，为结脉，即"缓时一止，其名为结"；脉搏间歇比较规则的，称为代脉。它们的主病，大致为两种情况：①提示脏气衰弱，尤其是心气不足或衰竭；②提示瘀血或痰食等阻遏胸中阳气，可见于胸痹等症。但正常人或在情志抑郁时，偶然也会出现间歇脉（有一生而见结脉，此是禀赋关系，不能作病脉看）。

临床上，妊娠恶阻呕吐剧烈时，常见到促代脉（不是结代脉），这是由于食入既少，加以呕吐频繁，脉气不能接续之故。不过这一脉象，在孕期两三个月时，偶尔会出现；若三个月以上，胎已形成，气已充顺，则不会有歇止脉。宫外孕腹痛剧烈时，也曾见促代脉，此系气血暂时结塞所致。另有多服烈性药而出现脉促，则是脏气暂时紊乱之故。神经衰弱、惯于忧郁之人，也会有结脉，其初必先见涩脉，进一步则见结，而涩脉之先，又多以迟脉为前奏。实践证明，迟、涩、结三脉，是脉象随着病情的加深而加甚，如果再进一步发展为结代脉，就要考虑到心脏疾患。

以上十二种脉象及三种歇止脉，均为临床所常见，可以与望、问、闻三诊配合应用。其中迟、数、虚、实、弦、滑六脉，更为妇科病所常见。它们能反映妇科病脏腑、气血的亏损和瘀滞以及或寒或热等各种各样的病况。如果从临床实践中不断观察相互兼见的脉象，不断体验，那么这十二种脉，一定更能得心应手地掌握和运用。

二、辨　证

辨证是在"四诊"的基础上，进一步认识疾病的性质及其发生、发展的机理。辨证首先要从脏腑、阴阳、气血方面观察其有余或不足，接着再从寒、热、虚、实四个方面审别，通过细致地分析综合，达到认识疾病和治疗疾病的要求。

由于每个脏腑（特别是五脏和胃）都包含着阴阳气血的作用，如果某一内脏有病，便会导致阴阳消长失调（包括气血不和），而内脏的阴阳消长失调，更会使脏腑病变复杂和严重。所以从脏腑阴阳失调中观察出各种病理变化，是医生的职责和本能。但是这还不够，还要通过四诊，从病的寒热虚实各方面去辨别，才能全面认识病情、掌握病情。妇科病与内脏直接有关的，主要为肝、肾、心、脾及胃、肠、膀胱，其中肝、肾、心、脾四脏，关系到子宫及冲任二脉，关系到妇女的先后二天，关系到妇女的生血、藏血与统血。当然，并不是说肺、胆、三焦不重要，而是表明了主次之间的关系。下面扼要从脏腑的阴阳气血失调所发生的病变进行辨析。

（一）脏腑阴阳气血的生理及其病象

1. 肝

肝为藏血之脏，以气为用，性刚而喜疏泄，为阴中之阳脏，与脾、肾相连接。奇经八脉中的冲、任、督、带四脉，多循行于肝肾的四周。肝在妇女生长发育和衰老全过程中所起到的作用，仅次于肾，在肝阴、肝血的生理、病理方面，还和肾阴、肾精并列。因此，妇科脏腑辨证以肝为首位。

（1）藏血：肝为藏血之脏，全身各部化生之血，除了营养周身之外，一部分贮藏于肝，另一部分下注冲脉（血海），产生月经。所以月经初潮期、绝经期的迟早以及平时月经量的多少，除与肾气的盛衰有关外，与肝血的盈亏亦极有关系。又如肝血虚则面色及指甲不红润，常觉头晕目眩，筋骨酸疼，甚则月经色淡、量少；肝血瘀阻，则两胁胀痛或刺痛，甚则胁下或少腹有痞块（肝虚、血瘀症状，参考后列各证）。

（2）以气为用：肝虽为藏血之脏，而以气为用。其性喜疏泄，喜条达。肝血之所以"昼行诸经、夜归于肝"，正是它主藏血而性喜条畅所赋予的本能。如果拂其特性，肝气过于疏泄，则失之浮动；受到阻抑，则容易郁结。不论浮动或郁结，它的发病多从本经（足厥阴肝经）游窜，以两胁及两少腹胀满最为明显，还会上及胸乳、下及前阴等处。进一步影响脾胃，可出现纳少、嗳气、呕恶、泄泻等症。

（3）为女子先天：妇女以血为主，肝为藏血之脏。肝在生理上，联系冲任二脉、子宫、血海、乳房、前阴、月经、胎孕，所以前人把它看做是女子的先天，认为其意义仅次于肾。由此所及，在病变上，可引起月经病、带下病、症瘕诸痛、妊娠病、流产及不孕症。其中月经不调，又多有肝病见证。在治疗上，制订了补肝、养肝、滋肝、和肝、柔肝、敛肝、镇肝、平肝、舒肝、温肝、清肝、泻肝等各种方法。这都说明肝脏对妇科的重要性。

（4）阳有余而阴不足：由于肝脏"体阴而用阳"（本体属阴，作用属阳），以气为用，所以肝阳易浮，肝阴易亏。前人称肝为"刚脏"，即是指这一生理特点而言。肝阳亢，主要是肝热盛，患者性情多急躁易怒，有时烦热、头昏、脑胀、口苦、口干、胸闷，月经多先期而至，色鲜红、量多，甚则为崩、为漏。临床上，常见有月经周期频速，经量过多而转为血崩，其病因多数为肝阳不潜、血热妄行所导致。同时，凡肝阳亢盛的体质，往往肝阴不足，即所谓"阴虚阳旺"。证见头昏、头痛、四肢发麻、面部烘热、眼干涩、虚烦，夜卧多梦，少寐，月经涩少而淋漓难净，脉弦细，舌质红。多见于高血压病、神经衰弱及眩晕症。

（5）肝阳化风：肝阳浮动不潜，或夹肝火，则烁液伤阴，势必化风。初起先觉目眩、头胀痛、呕恶、心悸、失眠，进一步则耳鸣、晕眩欲倒，甚则四肢发麻，或震颤抽搐。妇女月经期的抽搐痉厥，妊娠期的先兆子痫及子痫，其成因都是肝阳化风、上窜横扰。医书中称"风阳内旋"。症势虽急，治之得法，平复亦快。

（6）肝气郁结：肝脏气血不能条达舒畅，一般以气郁为先导。常觉胸胁满闷，嗳气泛恶，食欲不振。如气郁较甚，在上焦则觉咽部有异物梗阻感，胸胁或乳膺部胀痛；在中焦则脘满不思食；在下焦则两少腹疝气痛。并因气机阻滞，使情志郁闷，易见恼怒、急躁等精神不安现象。严重的还会因气郁影响血行障碍，而见血郁经闭。

（7）肝血瘀滞：肝藏血而以气为用，最易郁结和瘀滞。肝气郁结的症状，已如上述；肝血瘀滞的见症，与一般瘀血证只见于胸腹部的不同，多出现于足厥阴肝经经脉循行之处及其本脏。以痛为主证，胀为伴发症。凡头顶痛、两胁胀痛、肝区痛或硬痛、性情急躁、夜卧梦多、两少腹症瘕痛（有积块或无积块）及阴户痛等证，俱系肝经或肝脏有瘀滞的特征。

2. 心

心位在膈上，与肺为近邻，主全身血液的循环，心阳与心阴共同发挥作用。心主血，血化生于脾，总属于心。妇女以血为主。血是构成月经及营养胚胎的物质基础，而心脏为主宰血循环的首要器官，它的功能与病象如下述：

（1）主血脉：心主血，血液充盈于全身脉管，循环往复，生生不息。如果心血不足，则面色少华，心悸失眠，月经涩少；心气不足，则胸闷短气，善太息，脉搏出现结代；心血瘀滞，为左胸痛、胸闷、手指臂疼麻。这三种证候都可以出现于心血管病人。凡妇女有这三种证候的，不利于产育，应注意避孕或节育。

（2）心阴与心阳共济：心阴能涵养心阳，促使血液生化；心阳能温运心阴，促使血液循环。心阴不足，则心血虚而心阳上浮，心悸怔忡；心阳不振，则血行迟滞，胸闷胸痛，四肢欠温。心阴不足，影响肝、脾、肾三脏之阴亦不足，使月经量少色淡；心阳不振，不能鼓舞脾阳和肾阳，间接能影响孕育。

（3）藏神：心血虚则心神亦虚，时觉怔忡易惊，健忘，夜卧多梦；如平素有痰气郁热，受到特殊精神刺激时，轻则患脏躁悲哭，重则转成癫狂；产后阴虚阳旺，更易发生眩晕昏厥，神昏谵语。

（4）汗为心液：心阳虚则容易自汗，心阴虚则容易盗汗，新产妇多见这两种汗证。从自汗或盗汗来辨别心阳虚与心阴虚是一个方面，主要还是着重于"汗为心液"。新产妇如自汗或盗汗过多，势必心液消耗，导致心阳或心阴愈虚，会出现心悸、不寐、四肢颤动或抽搐，必须密切注意！

3. 脾

（1）司中气：中气是指中焦脾胃之气和对饮食物的消化运输、升清降浊等生理功能而言。脾气虚则中气不足，肢体倦怠无力，畏寒，懒言，嗜卧，行动气促。孕妇胚胎的成长与巩固，关系到脾的中气。如果中气不足或下陷，极易引起胎气下堕和流产。脾气滞则中气不健运，影响消化障碍，出现脘腹胀满；产后脾阳不振，则气力怯弱，四肢畏寒，缺乏食欲，乳汁少，体力恢复差。

（2）为后天之本，生化之源：胃主受纳消化，脾主吸收输布。脾阳以运行为主，脾阴以静摄为功。脾胃各具阴阳，两相结合，才能消化食物，以生气血，灌溉五脏六腑，四肢百骸。所谓"后天之本"，即是指脾胃的运化功能。脾气健运，饮食物才能化生精微，以保证生长发育的需要，平时月经正常，孕时胎元巩固；脾失健运，则饮食不为肌肤，食少，便溏，形瘦肌热，月经失调，孕期则胎元薄弱，容易流产。

（3）统血：体内血液主要靠脾之运化精微，奉心化赤，而血乃成。其中尤靠脾脏为之统摄，使血各归其经，不致上涌、下漏。因此，脾对血液的作用是：生血、统血和摄血。如果脾不能统摄血液，则会出现月经先期、量多或崩漏；如果气不化血，则月经后期，经量少，色淡，甚或经闭不潮。

（4）喜升：脾气上升与胃气下降相结合，能促进饮食物的消化和吸收，鼓动中气的正常升降。如脾阳不振（升），则中气下陷，表现为头晕、头重等脾气虚弱证，甚则胃、肾下垂，或子宫脱垂，或大便久泻不已，或脱肛，或少腹胀坠感。部分崩漏症亦有属于脾虚中气下陷而导致的，须注意。

（5）恶湿：脾性恶湿，脾为湿阻，则面浮肢肿，头沉身重，胸脘满闷，腹胀，腹泻，白带多，或月经期大便泄泻；如湿聚成水，则提示脾病更甚，在孕妇为"子肿"及"羊水过多症"。脾脏伤湿，有虚实两种：虚证是脾先弱而湿邪阻滞，舌上面必无厚苔；实证是湿邪偏盛而影响脾气不运，舌上面必有浊腻苔。虚实症状可以互见，需从舌苔和脉证上区别。

（6）主肌肉及四肢：脾虚则肌肉消瘦，四肢困倦无力。崩漏或便泻日久，脾气亏损，必出现面部及四肢浮肿。肿越甚，病越重；病越重，肿越甚。这是久病伤脾的特征。另外，脾阳虚则四肢不温，特别是下肢冷得更厉害；脾阴虚则手足心发热。凡崩漏日久，周身肌肉瘦削，加上两手掌鱼际部位（大拇指后突起的部分）肌肉已削落者，为脾败重症。

4. 肺

（1）肺主气，司呼吸：肺所主的气称作肺气。肺气虚则呼吸低微或短促，语言无力；稍劳动即气喘，自汗出。妇人严重血崩或产后出血过多，由于气随血脱，多数呼吸微弱。同时，肺气因某种病理原因而壅滞（如痰壅、气郁及胎气上迫、产后恶露不下而气上逆等），则往往出现喘息、胸中气闷等症。

（2）主宣发，又司肃降：肺所主的一呼一吸，本身就包含着升降作用，既主宣发，又司肃降，才能完成呼吸出纳的任务。由此而通调水道，下输膀胱。如果肺气不下降而上逆（如喘息、哮喘），则往往伴见小便不利。胎气上迫的"子悬"证，就伴有小便不利，这都是肺失肃降之故，医学术语叫做"肺为水之上源"。上游壅遏，下关当然不利，那就是既失于宣、又失于降的病变现象。

（3）开窍于鼻（包括喉）：鼻为肺窍，凡肺受寒邪，则喷嚏、鼻塞；肺气燥热则鼻干；肺热壅闭，则喘息而鼻翼煽动。孕妇鼻衄，多数为肺气热；产后恶露不下，败血冲肺，出现口鼻旁有黑气及鼻衄者，是气逆上冒，属重危病。喉为肺系，凡感受外邪，多喉痒音嘎；肺热则喉痛红肿；风痰阻肺，则为哮喘，喉头有拽锯声；妊娠在八九个月间，有患音哑的，名"子暗"，为肺肾之阴不足。

5. 肾

肾为先天之本，主藏精气。精属肾阴，气属肾阳，均为人体生长发育和生殖的根本。女子在发育成熟期，开始肾气旺盛，肾中的精气充盈，由此而天癸至，任脉通，太冲脉盛，月事来潮；其后孕育及胚胎成熟，都依赖肾阴肾阳的旺盛；至绝经期后，而肾脏之精气即衰，难以发挥作用。

（1）肾为水火二脏：水指肾阴，肾阴必须充足，肾阴不足则潮热，骨蒸，腰腿酸疼，并影响其他脏腑之阴都要不足；火指肾阳，肾阳衰则气弱畏寒，动作乏力，月经失调或不孕，也会影响其他脏腑之阳都要衰少。

（2）为先天：肾脏的精气，即是肾阴和肾阳，与人体的生殖机能有直接关系。性机能的成熟、衰退，也直接受肾的影响。同时，如果肾脏精气不足，会引起有关脏腑的各种疾患，故称肾为先天之本。

（3）主纳气：呼吸虽为肺所主，但肾有摄纳肺气的作用，所以说：肺为气之主，肾为气之根。如肾不纳气，则吸气不能下达，形成气浮喘促，呼多吸少，甚则能呼不能吸。严重血崩及产后大出血，气随血脱时，往往有肾不纳气的现象。

（4）藏精，主骨髓：精是生命的基本物质，各脏均有分泌和贮藏，但一般称"肾为藏精之脏"。如肾不藏精，在男子为遗精、滑精，在女子为白淫、白崩。肾精充足，骨髓和脑髓发育正常，否则就会出现骨酸疼或软弱，脑鸣，健忘。妇女白淫、白崩过多，致肾精消耗，骨髓不充，常见腰腿酸楚，夜间更剧。临床上还看到，骨髓炎前期多属肾阴虚，后期多转为肾阳虚。

（5）腰为肾府：肾阴虚则腰酸重，有烦热感；肾阳虚则腰背酸疼，转侧不利，有畏寒感。胎系于肾，肾气虚而胎欲堕者，必先腰部酸重，下坠感严重，如仅腹痛而腰部无重坠感，尚不致坠胎。孕妇临产时，必腰部重坠感难忍，才是分娩时候。

（6）司二阴：人体水液代谢，主要靠脾、肺、肾三脏，肾脏通过气化作用调节水液的代谢，即"肾主水"之意。小便的通利与否，一定关系到肾。肾阳主开，肾阴主合，在二者都健全时，小便亦正常。肾虚而湿热下注，则尿浊（肾盂肾炎）；肾气不足，则尿频、尿量多；肾气不化，则尿涩少，或无尿；肾阳虚则遗尿或大便久泻。

附：

膀　胱

（1）为水府：膀胱不利，为小便癃闭，妇女新产后常患此；膀胱不约（收摄无力），则患遗尿、尿频或尿有余沥；膀胱有热，则尿黄赤带脓、尿血、尿道涩痛（即膀胱炎症）。

（2）气化能出：依靠肾的气化功能排尿，病理状态见"肾司二阴"部分。

三焦（上连肺、下属肾）

（1）司决渎：管理水道的通利，如水道不利，则为水肿。

（2）协调气化运行：气化不运，则为胀满。

6. 胃

（1）水谷之海：胃主受纳及消化饮食物，所谓"水谷之海"，意味着贮运饮食物的场所，但也包含着推陈致新作用。胃本身虚则不能受纳饮食物，而食欲减退，营养无所出；胃中食滞不化，则嗳腐臭气，甚则呕吐出半消化食物。这两种疾患，前者是虚证，宜补益；后者是实证，宜消导，使它能恢复受纳和消化的功能。

（2）宜和降：胃气以下降为顺，妇女在早妊期间，胎气影响胃气上逆，多数出现泛恶、呕吐，主要是胃失和降所致。

（3）胃气、胃阴、胃阳：胃的功能，以受纳及消化饮食物为本职，一般称它为"胃气"。不论平人或病人，胃气强则健壮，胃气弱则虚怯，胃气衰则病重。在孕妇关系到胚胎的成长和发育，产妇关系到产后恢复的快慢和乳汁的多少，所以与脾同称为"后天之本"。

胃阴即胃中之津液，是由水谷化生而来。临床所见，凡肺胃热盛，容易消耗胃阴，出现发热、口干、咽燥（多以午后及晚间为甚）、舌红少苔或无苔等证象。妊娠呕吐剧烈，日久不愈，也多会出现胃阴虚的症状。

胃阳是产生胃气的原动力，有促进胃功能的作用。胃阳虚则胃的功能衰弱，不能正常地受纳和消化饮食物，甚则畏寒，脘胀，也即是胃气虚寒。产后多服苦寒药，多贪凉饮或脘腹受冷，易患胃气虚寒证，日久则出现胃阳虚的证候。证见畏寒，口淡不思饮食，泛吐清水，或作呕逆，脘中隐痛，喜热按，舌质淡白，苔薄白滑等。

附：

小 肠

（1）主化物：病则消化不良，腹胀，绕脐痛，肠鸣，矢气。

（2）为火府：郁热上蒸为口舌溃疡，湿热下注为小便涩痛，受寒为寒疝，小腹拘急痛。

大 肠

（1）主传导：实则大便秘，腹胀痛；虚则腹胀肠鸣，大便泄泻。

（2）司肛门：气虚为脱肛，内热为痔瘘、肛裂。

（二）寒热虚实辨证

寒热虚实辨证是八纲辨证中的下半部分，也是辨别证候从具体着眼的部分。八纲辨证，阴阳是总纲。表里是辨别病的浅深部位，寒热是辨别病的性质，虚实是辨别人体内正气与病邪两方面力量的消长。妇科疾病，多数是里证，极少表证。如有表证，即当从六经及卫气营血方面去辨别，不属于妇科范围。因此，本篇从寒、热、虚、实辨起，而以阴阳贯串于其中。

1. 寒证

寒证，在性质来说，属于阴证。是指人体受阴邪侵袭，阴胜则寒；或人体的阳气不足，阳虚则寒。两者都是发生寒证的基本原因。在区分寒证时，应注意到虚与实的不同情况，必须对症状、脉象、舌质、舌苔作全面分析，辨别它是虚寒证还是实寒证。虚寒证为阳气虚衰，实寒证为寒邪郁滞。辨别方法如下：

（1）虚寒证：虚寒证的一般现象，为轻度怕冷，或背部恶寒，四肢欠温，面色㿠白，精神萎顿，或大便泄泻，小便清长，脉迟细或沉迟，舌质淡胖，舌苔薄润。妇科方面特征，除上述症状外，可见月经后期，少腹坠胀隐痛，喜温暖，腰痛有冷感，经行量少，或较多而质稀薄，经色淡白，或似黑豆汁，白带多而清稀，或宫寒不孕。

（2）实寒证：实寒证的一般证象，怕冷严重，四肢不温，甚则厥冷，脘胀食少或呕吐，腹部冷痛，脉沉细或沉迟有力，舌质淡，有青暗气，舌苔白。妇科方面的特征，除了上述症状外，可见月经后期，少腹冷痛，或经行不畅，经色暗，有瘀血块，或经闭，或内结癥瘕。

2. 热证

热证，在性质来说，属于阳证。是指人体受阳邪侵袭，致阳胜则热；或人体的阴液不足，不能制约阳气而阴虚则热。两者都是发生热证的基本原因。在区分热证时，也应注意到虚与实的不同情况，对症状、脉象、舌质、舌苔作全面分析，辨别属虚热证还是实热证。虚热证的特点是阴液亏耗，实热证的特点是热邪亢盛。辨别方法如下：

（1）虚热证：虚热证的一般现象，为午后潮热颧红，夜间盗汗，五心烦热，消瘦，乏力，咽干，口燥，大便干燥，小便黄赤，脉细数，舌红少苔或红绛无苔。妇科方面的特征，除上述症状外，多见月经先期，经量少，经色淡红或鲜红，有时经量反多，或血崩，或经漏，或经行吐衄，带下赤白。虚热内炽，则精血干涩，月经闭止，孕妇则反见胎漏。

（2）实热证：实热证的一般现象，为高热，口渴，心烦，甚则神昏，谵语，狂乱，脘腹胀满，疼痛拒按，面色潮红，唇干，齿焦，大便秘结，小便短赤，有灼热感，脉滑数或数大有力，舌质干红，苔黄厚。妇科方面的特征，除上述症状外，多见月经先期，量多，有臭秽气，或变血崩，经血紫红，夹有血块。肝热盛则经行吐衄，带下黄赤，心烦易怒，甚则晕眩或四肢抽搐（孕妇易患子痫），烘热，汗自出，口干口苦，阴部红肿或刺痛；湿热盛则舌苔黄腻，带下黄稠如脓，有臭秽气，阴部瘙痒，小便短赤混浊。

3. 虚证

虚证的形成，多因体质薄弱，产育频繁，耗伤精血；或因久崩、久漏、久泻及产后、病后，气血不复；或因屡受外邪，伤及正气（热邪容易伤人阴液，寒邪容易伤人阳气），从而引起"精气夺则虚"的虚证。虚证的主要表现，为全身气、血、阴、阳的不足，而这些虚象，又多体现于某些脏腑功能之衰退。因此，阳虚证多见脾肾阳虚的症状，而阴虚证则多见肝肾阴虚的症状。它们都各有不同特征，现辨析如下：

（1）气虚：气虚的一般见证，为精神疲倦、乏力、少劳则呼吸短促或气急，容易出汗，平时食欲不振，大便溏泄，脉濡软无力，舌质淡胖。气虚证进一步发展，极易成为阳虚证，证见背部及下肢畏寒，甚则四肢厥冷，自汗多，面色㿠白或晦暗，面部或全身浮肿，尿清长，大便不坚实，有时下利，脉迟，舌质淡白，或带青紫气。妇科特征，除出现上述症状外，月经延期，或反超前而量多，或崩或漏，或淋漓难净（气不摄血的表现），白带多，质稀薄，小便频数，甚则腰腹有下坠感，子宫也容易脱垂。在这种情况下，妊娠容易流产；产后多自汗，恶露亦淋漓难净。在血崩严重或久漏转崩时，往往会出现阳虚证，并必须注意"气随血脱"的急剧变化。

（2）血虚：血虚的一般见证是消瘦，面色萎黄，指甲不红润，手足发麻，眩晕力弱，动则心悸，夜少寐，脉虚或虚数无力，舌质淡红少苔。血虚到一定程度，由于阴液久虚不复，往往会出现阴虚证，伴发虚热，证见两颧红赤，五心烦热，口干，唇干红，夜卧盗汗，脉细数，舌质红绛或光红无苔。妇科特征，除上述血虚症状外，月经一般后期，经色淡，经量逐渐减少，经后体力更疲软，严重者可发展为闭经；妊娠期会出现胎萎不长；产后则恶露少而色淡，乳汁清稀。阴虚则除见阴虚症状外，月经多数先期，经量不多，色反红，经漏是一个普遍现象。

（3）肝虚：肝主藏血，一般所说的肝虚，大部分是指肝血不足，临床上肝虚证也以血虚为多见。主要症状为：眩晕、消瘦、脉虚弱、舌质淡，妇女则伴发经少、经淡、经闭等症。

由于肝以血为体，以气为用，血属阴，气属阳，故称做"体阴而用阳"。因此，肝虚证有属于血亏的，有属于气衰的，那就要从气、血、阴、阳来辨证。即肝气虚、肝血虚、肝阴虚和肝阳虚。正常的肝气和肝阳，是肝脏升发和条达的一种表现；在病变时，太过则气逆阳亢，不足则虚亏郁结，这里讲不及。临床上见到患者情绪抑郁，精神懈怠，胆怯，头额痛或麻，四肢不温，脉象弦沉弦而迟，舌质淡等现象，便是肝气虚和肝阳虚的证候。如见头晕，眼花，心烦，夜卧多梦，四肢酸麻，经脉拘急，指甲色不红润，甚则肌肤干燥粗糙，是肝血虚的证候。伴阴虚血热则月经过多，阴血消耗则经少经闭。

（4）脾虚：脾虚的一般见证为面色萎黄，肢重乏力，食欲减退，食后脘腹胀满，或隐隐作痛，有的能食不能运化，大便经常溏薄，甚则泄泻，伴发面浮肢肿，四肢不温，脉濡缓无力，舌质胖嫩，苔薄腻。妇科特征，除上述症状外，月经大多延期，经量减少，质清稀，或经量反多，或变崩漏，经色鲜红，经行泄泻，或经后面跗浮肿；平时白带多，无气味，妊娠容易流产或习惯性流产；妊娠后期易患下肢浮肿，产后乳汁少，食欲不佳。

（5）肾虚：肾虚的一般见证，须分肾阴虚与肾阳虚。肾阴虚的临床表现，以虚而有热为特征，但轻重程度有差别。轻的仅见头晕耳鸣、咽干唇燥、烘热、腰膝酸疼、大便干结、脉细数、舌质偏红等，全身一般情况尚好。较重的肾阴虚，除上述症状外，还可见形体消瘦，面额部出现黑暗斑，舌质光红等精血不足之证。肾阳虚的临床表现多属虚寒，证见面色㿠白晦暗，精神萎顿，畏寒，四肢不温，眩晕耳鸣，腰膝软弱，有冷感，性欲减退，小便多而清长，或夜间多尿，脉沉迟无力，舌质淡胖等。妇科特征：肾阴虚则月经量少、后期，甚或经闭，亦有先期或崩漏，经色鲜红，质薄；孕妇易患胎漏，容易流产，也有胎萎不长的。更年期综合征，多发生于肾阴虚之病人。肾阳虚则经色淡暗，经质稀薄，多、少、先、后不规则，或崩漏，带下清稀如水，量较多，腰酸疼，少腹有冷感，面色晦暗，目眶有黑晕。滑胎及不孕症，多见于肾阳虚之人。

4. 实证

实证的出现，或因外邪侵袭，或因痰饮、水湿、瘀血、食积停滞，故说"邪气盛则实"。这些实证的形成，多与人体的气机郁滞和气不运行有关。实证的特点是：凡外邪感受，多见高热、寒战、烦躁、狂乱、口渴引饮；痰饮水湿停滞，则痰多、气急、咳嗽，胸膈痞闷疼痛，或全身浮肿；有食积，则脘中胀闷，腹痛拒按，大便闭结；有瘀血，则胸胁满痛，腹痛有块，月经闭止。在妇科以气滞血瘀为常见证候，痰湿内停作为附带证，分述如下：

（1）气滞：气滞的临床表现，以胀闷痞痛为主证。如气滞胸胁则胸胁痛，气滞胃肠则脘腹痛。除痞痛外，还多见胸闷腹胀。这种胀闷痞痛，在嗳气、排气之后，可暂时得到减轻。此外，还会出现乳房作胀，排便时里急后重等。脉象多弦涩或弦细，舌质淡红，苔薄腻。妇科特征：经期不定，忽前忽后，经行不畅，色紫红，或经前乳胀、两胁及少腹胀痛；妊娠期多见呕吐或腹痛；产后亦多见腹痛及乳汁不通。

（2）血瘀：血瘀是病理变化，在病名上叫瘀血证。它在妇科各个证候中占极大比重。诸凡月经疾患、产后疾患、妊娠的习惯性流产以及妇女主要杂症，几乎有三分之一是瘀血所引起的。瘀血证的临床表现有如下特征：第一，是疼痛（瘀血阻滞经脉，无不作痛，这种痛与气滞的胀痛、串痛不同，而是随着瘀血的部位表现出较固定的痛点，且多呈刺痛）；第二，是肿块（即血肿或包块）；第三，是出血（出血也是瘀血证中的一个常见证候，尤其在妇女月经前后与产后多见，这种出血的颜色多系紫暗色或呈块状）；第四，是全身性瘀血证候，如环唇或目眶有黑暗晕、舌质紫暗或有瘀点，脉象小涩，皮肤干糙，或出现红点、紫斑、丝状红缕，以及腹壁青筋暴露等，均为血瘀的临床表现。在瘀血乘心时，还可出现妄言、发狂等精神症状。

（3）痰湿：痰湿为患，多与脾虚湿滞或聚湿生痰有关。它的见证是多样的：痰湿阻肺，则咳嗽、胸闷、气喘；痰湿（包括水饮）留在心下（即脘间），则心悸不宁；痰湿蒙蔽心包，则神昏谵语或癫狂；留着在胃，则恶心呕吐；上逆头部，则脑胀、头晕、眩晕；留在胸胁，则胸满而喘，咳嗽时牵引胸胁作痛；留着四肢，则肢重麻木；留着在子宫，则成石瘕、囊肿或不孕症。妇科特征：多为肥胖体质，月经延迟，经色淡或经闭，或不孕；常多白带，面跗及眼泡浮肿；受孕后恶阻及子肿比一般严重。脉象多弦滑或滑（经闭时不得误认为孕），舌苔白腻或黄腻。

以上对寒、热、虚、实的辨证，从一般症状到妇科特征，主要是通过望、闻、问、切四诊，结合脏腑的生理功能及其病象，相互联系，相互参证，当有助于对妇科病的诊察。

中编 证治部分

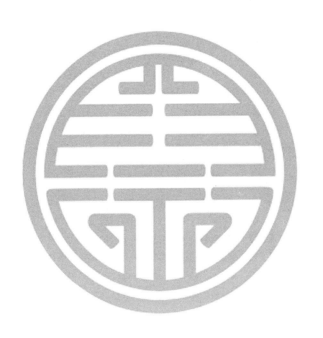

一、月经病

女子从十四五岁到五十岁左右，经水每月来潮一次，因此称作月经。这是一般的正常情况。其中有两月一行的，称作并月；三月一行的，称作居经；一年一行的，称作避年；有一生不行经而无妨生育的，称作暗经。又有经期相差三五天的，也属于正常范围。这都由于个人的体质关系，或由于母体的禀赋，都不算病态。其月经来潮相差，早则十天半个月，迟则四五十天甚或二三个月，有的每次月经量特少或特多，或持续期太长，或刚净而又来，都称作月经不调，即月经病。其中崩漏和经闭为月经不调中两个极端的病症。另有经行时伴发某些症状的，也称作月经病，但其轻重不同的程度是有区别的。下面先从月经的正常情况说到异常情况，及其伴发病象的辨证和治法。

月经初潮时，色淡红，量不多；以后渐行渐多，变成红色或紫暗色，略有血腥气；到将净时，仍是淡红色，量也随着减少。

每次月经量，约100～150毫升，已婚及生育过的妇女，月经量略增多。另外，月经的量又能随着体质的变化而增减，如因精神刺激太过，或内脏的功能及器质有变化，都能增加或减少月经的排泄量。

月经持续约3～6天。如不足两天或超过七天仍不净的，则为病象。月经的期、色、质、量，异乎上述情况的，就是月经异常，也即是月经病。

月经量有多有少，月经周期有早有迟，其原因简述如下：

①月经量少：多属于慢性虚弱疾患，或肾阴肾阳不足，卵巢发育不全；或急性热病后。

②月经量多或淋漓难净：多属于肝肾虚热或子宫疾患。

③月经先期：多属于血热或心脾气虚。

④月经后期：多属于血虚或血瘀。

⑤月经不规则：除上面③、④两项的原因外，有的属于子宫功能性疾患，也有的属于子宫或卵巢器质性疾患。

（一）月经先期

1. 原因

血热或阴虚火旺，能使血循环加速，月经就先期而行；心脾气虚，不能固摄，也能使月经先期。

2. 症状及辨证

血热的月经先期一般是经量多，色紫，质稠黏，心烦，口干，舌苔薄黄，脉弦数，为实热证；如经量少，色红稠黏，手心灼热，唇舌红，苔薄黄，脉细数，为虚热证。心脾气虚的月经先期，实质上是气血虚弱，致经血漏下，并非卵子成熟之故。经血的色多鲜红，无黏膜碎片。脉象虚数无力，面色萎黄，有时心悸动，气短，食欲减少，精神倦怠，夜卧少寐。

3. 治法

（1）血热内盛（分实热与虚热）：①实热，清经汤加泽泻、元参；②虚热，两地汤加旱莲草、女贞子。

（2）气血虚弱（分轻证与重证）：①轻证，归脾汤加减；②重证，人参养荣汤去肉桂，加山萸肉。

月经先期患者在饮食方面应忌辛辣及酒类。每月排卵期后（月经净后的14天），对证服药7～10剂。血热型的先期，量多用清经汤，量少用两地汤；血虚用归脾汤。服药期间必须避免性交，一般能于两三个月中纠正月经期。如迁延失治，极易转为月经过多或淋漓难净。

（二）月经后期

1. 原因

本症多由于虚、寒、瘀三种因素所引起。属于虚的多系久病气血消耗，或产育频繁，精血亏损；属于寒的多系寒冷之气客入子宫，致经血凝滞；属于瘀血的多系肝气郁滞而致血瘀，或经期、产后留瘀，阻滞经道则经行不畅。也有由于体胖、湿重、痰多而致者。

2. 辨证与治法

（1）血虚气弱

症状：体力易疲，肢重腿酸，有时头晕心悸，或有虚热，月经过期而腹不胀痛，脉象细弱或虚数。

治法：人参养荣汤合圣愈汤加减。

（2）寒气凝滞

①寒实型：月经应至不至，下腹部时有绞痛，伴肢冷畏寒，经来量少，色暗红，脉象多沉弦，舌苔薄白。治宜温经汤去丹皮，加吴茱萸3克，细辛1.5克。

②虚寒型：月经应至不至，下腹部绵绵作痛，伴头晕，腰酸，倦怠，经来量少，色淡，脉象沉迟无力，舌质淡，苔微滑。治宜景岳大营煎加小茴香、巴戟天、制香附。

（3）瘀血郁结

症状：经期已至不潮，腹胀痛，腰酸重，脉象沉涩。

治法：少腹逐瘀汤加制香附，或香草汤加红花、桃仁。

月经后期必须及时治疗，虚则补之，寒则温之，瘀则行之。在饮食起居方面，也应注意这三点。其中瘀则行之，不仅仅是用活血祛瘀药，凡适当的运动，如跑步及球类活动等，能使下肢及腹壁肌着力，极有助于月经停滞的治疗。

（三）经闭

经闭，是指连续三个周期以上的病理性月经不来。可分虚、实两种，虚证是精血不足或脾肾亏损，实证是气滞和血瘀。分述如下：

1. 血虚经闭型

（1）原因：肝脾肾精血不足，或外感热性病后血液亏耗。

（2）症状：有贫血现象，或从月经后期、量少、色淡而渐形成，伴见腰酸肢重，食欲不振，消瘦或潮热心烦心悸，脉象无潮热者多细涩,有潮热者多细数。

(3) 治法:一般用资生通脉汤加鸡血藤;贫血严重,无潮热的,可用人参养荣汤去五味子,加鸡血藤。

2. 脾肾亏损型

(1) 原因:脾肾阳虚,奇脉亏损。

(2) 症状:形寒神疲,头晕目眩,腰背酸疼,脉沉弱濡迟,舌质淡而胖,苔浮白。

(3) 治法:调元汤合斑龙丸加减。

3. 气滞血郁型

(1) 原因:气血因受寒或精神刺激而郁滞,运行不畅,推陈出新障碍。

(2) 症状:腹部胀疼,伴腰酸腰重,月经周期时更明显,严重的下腹部有癥块,脉象沉弦或沉涩,舌边有紫斑或紫点。

(3) 治法:温经汤、香草汤、少腹逐瘀汤随证选用(注意方后的加减法)。

4. 血虚夹瘀型

(1) 原因:经水未净而性交,致瘀血内着,气血阻痹,俗称干血痨。

(2) 症状:经闭不行,下腹部隐痛,或有小块,局部自汗或夜间盗汗,倦怠少力,甚则潮热骨蒸,肌肉瘦削,皮肤枯燥,脉细涩或细数。

(3) 治法:养血通经方送大黄䗪虫丸,或资生通脉汤加泽兰、柴胡、当归、白芍。上两方对证选用一方,随证加减,每星期服五剂,停药两天,连服三个星期,观察疗效。

临证所见,常有肥胖人患经闭,属于痰湿阻滞的,用导痰汤加苍术、香附、川芎、当归。疗效比上述四个证型快速。

经闭防治:第一,经闭多数从月经后期或月经量少逐渐加甚而成,所以必须防患未然,在初发现月经后期及月经量少时治愈它。第二,服药期要多活动或适当活动,使气血畅行,机能活跃,以促进疗效。第三,少吃酸冷食物及避免冷水洗澡。

（四）崩漏

崩与漏同属不规则子宫出血，量多而阵下、大下的为崩，量少而持续不止或止而又来的为漏。崩漏与月经虽同属子宫出血，但有明确的不同点：崩漏的出血是不规则的，不时漏下或大下；月经的出血是有周期性的。这是崩与漏、崩漏与月经的主要区别。

崩漏的原因，多数由于血热或血瘀，也有由于肝肾虚热或心脾气虚，导致冲任失调而经常出血；少数还有由于肾阳虚的。辨证分型及治法如下：

1. 实热型

（1）症状：出血量多，或淋漓日久不止，色深红，烦热，口干，夜卧少寐，伴胸胁胀，大便秘结，脉弦数或滑数有力，舌质红，苔黄燥。

（2）治法：一般用清热固经汤加知母、元参；如兼胁胀便秘的，用逍遥散去白术，加丹皮、栀子、炒蒲黄、血余炭、制大黄、醋炒香附。

2. 虚热型

（1）症状：出血持续时间长，色鲜红，量时多时少，午后低热，颜面潮红，晕眩耳鸣，有时心悸，口燥唇红，脉细数，舌质红少苔。此为肝肾虚热的崩漏证，临床上比较多见。

（2）治法：六味地黄汤加龟板、龙骨、牡蛎、白芍、枸杞子、白菊花、女贞子、旱莲草，或知柏地黄汤合左归饮加减。

3. 气虚型

（1）症状：出血量时多时少，色淡红，面色少华或萎黄，时觉头晕心悸，肢重倦怠，食欲不振，脉虚弱无力，舌质红或浮胖，有薄苔。此属心脾气虚的崩漏症，常见于崩漏日久或更年期妇女之气血不足者。

（2）治法：先用固本止崩汤，或举元煎加阿胶、艾叶炭、海螵蛸；止血后用归脾汤或补中益气汤加减调理。

4. 阳虚型

（1）**症状**：出血淋漓或大下，血色清稀，腹部隐痛，喜热喜按，腰酸腿软，四肢欠温，面浮肢肿，大便溏薄，脉象沉而无力，或濡弱，舌质淡润，面色㿠白或晦暗。

（2）**治法**：偏于肾阳虚的，金匮肾气丸去泽泻、丹皮，加菟丝子、巴戟天、仙灵脾。近人报道：加减真武汤亦有效。偏于脾阳虚的，前方加党参、白术、黄芪、炮姜。

5. 血瘀型

（1）**症状**：出血紫暗有小块，下腹刺痛拒按（按之有包块），血块排出后腹痛暂时缓解，但仍疼痛，脉沉弦或涩，舌边有紫斑点，唇色暗红。

（2）**治法**：逐瘀止崩汤或祛瘀消癥汤加三七末（分吞）1.5克。另有积瘀生热，血热妄行而崩漏不止的，用功血方颇有疗效。近人报道：白地汤亦有效。

崩漏反复发作，日久不止，气血已亏，内瘀未净，用将军斩关汤两剂有效。崩漏日久，淋漓不净，多属冲任亏损，用安冲汤，或知柏地黄汤加驴皮胶、艾叶炭。如下血一段时间鲜红，一段时间夹瘀血块，腹部有时胀疼，这是瘀热未净的征象，治用知柏地黄汤去萸肉，加地榆、三七末、海螵蛸、茜草根。

防治要点：血崩皆从经漏开始，所以防崩应先治经漏，同时根据经漏成因进行防治，亦有必要。崩漏的成因，除前面提出几点外，尚有因长期忧郁、突然大怒（伤肝）而引起，有因恐怖焦虑（劳伤心神）而引起，有因性生活不节（伤肾）而引起，有因多食辛辣（血热妄行）而引起。这些情志及生活方面的因素，都能导致崩漏，必须嘱患者及时注意。还有在经漏时长途骑车，腰腹部过分用力，容易使经漏增多，或转血崩，亦宜注意。治疗大法：初起以止血为主，有热则清热，有瘀则消瘀，待血止热除，然后补其虚。药量宜重，轻剂不能见效。

（五）月经紊乱

本证包括月经先期、月经后期、月经过多、过少、经闭、经漏及现代医学所谓功能性子宫出血等疾患。月经证候不一致，或前或后，或多或少，或两月一行，或一月两行，好像更年期的乱经，但年龄不在更年期，因此叫做月经紊乱。按照一般辨证施治方法治疗，极大部分有效，其中有少数病例反复发作，甚或各趋极端，成为血崩或经闭。最近吸取外地经验，用人工周期分阶段治疗，对月经后期和月经量少、有经闭倾向者，颇能起到纠正作用。方法如下：

①月经周期或初期（月经干净后第一天）开始，服补肾养血汤五剂；②月经周期中间阶段（月经干净后第十二天），开始服温经活血汤四剂。一般治疗两个疗程（即两个月），大部分病人都能恢复正常月经周期。

（六）经期合并症

1. 经行发热

本证是指月经期间或经行前后有一般性发热（不是高热），有的经净后热退，有的经后仍发热，宜按内伤、外感辨证施治，这里扼要分下列四种：

（1）经前发热：多属血热，常用四物汤去川芎，加丹皮、炒山栀、黄芩。

（2）经后发热：多属血虚，常用圣愈汤加地骨皮、乌梅、炙甘草（其中乌梅、甘草有酸甘化阴作用）。

（3）头痛发热：考虑有外感，先用葱头 7 个、淡豆豉 15 克煎汤，送服桑菊感冒片，然后按证用药。

（4）午后潮热：多属阴虚，不一定在月经期，但月经期较明显，用景岳一阴煎加地骨皮、知母。

2. 经行乳胀

经前三四天或七八天觉胸胁及乳房胀痛，较重的，乳房有小块，乳头痛不可触，经净后渐愈。患此者往往月经后期，不易受孕，甚或与不孕症伴见。多由于肝经气血郁滞所致。

治法：逍遥散或延胡索散，随证加减。如肝热体质，逍遥散加丹皮、生山栀，不用延胡索散，因方中肉桂是热性药。胃纳不佳的去乳香、没药，加佛手柑、玫瑰花。此外，疏肝药如柴胡、郁金、乌药、赤芍亦可加入。甚则加疏肝通络药，如橘叶、橘络、川楝子、路路通、苏罗子；如痛引两胁，加夏枯草、丝瓜络、橘核、橘络；乳胀痛而有核块的，加活血消肿药，如王不留行、鹿角粉、制山甲；胀痛有热感，加昆布、海藻、蒲公英；兼少腹掣痛，加红藤 30 克，白头翁 15 克。

3. 经行腹痛

本症以下腹部痛为主证。一般经前痛属实，经后痛属虚，胀痛、绞痛多属实，隐隐作痛多属虚。临床以实证较多，也有一部分属于瘀热证的。

（1）实证：多气血瘀滞，腹痛多在经前期。胀甚于痛的，常用香草汤加延胡索、玫瑰花，或少腹逐瘀汤加减；痛甚于胀的，常用延胡索散加红花、小茴香、石见穿。

（2）虚证：多气血不足。证见月经后期，量少色淡，经期或经后少腹隐痛，头晕乏力，舌质淡红，脉象细弱。治用八珍汤加延胡索、枸杞子、艾叶、广木香。如兼有明显的畏寒、倦怠，用人参养荣汤。蒲氏治痛经一、二两单方，药简效宏。

（3）瘀热证：多瘀血夹热。本证多见于有痛经史的患者，血瘀化热，其子宫附件必有炎症，甚或有炎性包块，疼痛亦较剧烈，痛时拒按，按之作反跳痛。治法：轻者用清热、疏肝、散瘀，逍遥散加丹皮、栀子、黄芩、红藤、红花、桃仁；重者用膈下逐瘀汤，加丹皮、制军、莪术、香附、延胡索。

4. 经行呕吐或泄泻

本证系某些胃肠病发生于月经期，偶然一次，可以不服药。如每次经行必发生呕吐或泄泻，那就是病态。其原因不是肝气犯胃，便是饮食伤脾，或寒热之气干扰胃肠，乘月经期生理情况发生变化而并发。分证施治如下：

（1）肝阳上扰，头痛呕吐，常用温胆汤加淡吴萸、炒黄连。

（2）伤食呕吐，胸脘满闷，常用保和丸加厚朴、炒谷芽。

（3）脾胃虚弱，食少脘胀，大便泄泻，腹不痛，常用参苓白术散加炒神曲。

（4）寒湿伤脾，腹痛便泻，泻出物清稀如水样，治用理中汤加木香、砂仁。

（5）脾气不足，因月经而出现肌热，口渴，大便泄泻，治用七味白术散。

5. 经行吐衄（倒经）

本证习惯上称倒经，多系肝火上逆或气火升腾所致，又称逆经。证见经前期或行经期间突然吐血，或大量鼻衄，月经排出量转少或竟停止；也有月经排泄不畅，而转为吐衄的。常用治法以清热降火、引血下行为主。

（1）经前吐衄：由于热盛气逆，迫血上行，治用清经汤去青蒿，加知母、黄芩、丹皮、牛膝。如肝火上升明显，患者有心中烦热、口燥口苦、大便干结等现象，用上法再加制大黄 9 克，生山栀 12 克，生赭石（打碎煎）30 克，疗效更佳。

（2）经后吐衄：多系血中余热内炽，治用紫草地黄汤加天冬、麦冬、白薇、女贞子、旱莲草，或用丹参、生地、桃仁、牛膝、白薇、茺蔚子、滑石，疗效亦好。

二、带下病

带下为妇女常见病之一，虚实寒热导致内生殖器有异常变化时，也往往发生带下。其主要原因，有的是湿热下注，多与炎症成正比；有的属脾肾不足，而影响带脉失固。在持续带下的时候，多兼下腹部疼痛；外阴部受分泌物的刺激，常有痒感。凡是宫颈炎和阴道炎都有不同程度的带下。因此，这里的带下病，包括一部分现代医学的生殖系统炎症。

下面分三方面叙述:

(一) 察病情

1. 颜色和质地

白带呈蛋清样,质黏稠,量不多,属轻症。如带下色乳白,呈豆腐渣状,量多,伴外阴部及阴道瘙痒或刺痛感,需考虑霉菌性阴道炎。如带下黄绿色,呈泡沫状,量多,有臭气,稠度较弱,则炎症较重。如伴有外阴部及阴道搔痒或刺痛感,需考虑滴虫性阴道炎。如带下夹红(血性的),应考虑宫颈炎或宫颈息肉。

2. 时间短长

白带偶有的,非病态;劳动后或长期跋涉后才有,属脾虚;长期绵延不绝,应考虑内生殖器病变。

3. 臭气有无

带下黄白,有臭气,属湿热或湿毒,为宫颈炎或阴道炎之较重者;有严重恶臭而赤白伴发,应考虑宫颈癌。

4. 腹痛状况

胀痛、酸痛属气血郁结;下坠痛属瘀血或湿滞;刺痛属瘀血化热;痛处有灼热感,系热郁血瘀,将化脓;跳痛为瘀血形成炎性包块,按之作反跳痛;掣痛(即随着腹壁肌挛急而作痛)多属寒气夹气血郁结,大半为慢性炎症。

5. 腹痛部位

根据痛的部位,可以测知带下病属于那一器质的病变。如下腹痛,考虑为盆腔炎;两少腹下侧痛,考虑为输卵管或输尿管炎;腹痛串腰,考虑为子宫内膜或附件炎。结合腹痛状况及带下颜色和质样,便于辨证施治。

(二) 分证型

1. 黄白带

带下黄白相间,两少腹痛,主要是湿热,也有属于肝热下迫的。常以侧柏樗皮汤、治带方、小蓟饮子、清带汤,随证选用。

前三方适用于湿热带下，后一方适用于脾虚夹湿带下。

2. 黄带如脓

带下如脓，有腥臭，下腹痛，多数是炎症。初起用龙胆泻肝汤加黄柏、败酱草、蓬蒂菱壳、生甘梢，以清热解毒；下腹痛甚加醒消丸；腹痛而带多如脓，再加白头翁、蕺菜、槐实。如确诊为肿瘤，则应按肿瘤治。

3. 赤带

赤带兼褐色，多属郁热，用丹栀逍遥散加侧柏叶炭、地榆炭、墓头回、白英，是特效方。血性分泌物多的，用棕榈炭、鸡冠花、炒槐花、炒红花、生三七，各等份研末，每服6克，温开水送下，一日两次，连服三日，临床疗效可靠，兼治经漏血崩。

4. 青黑带

带下青黑色，除湿热或郁热外，也有肾阴或肾阳不足者，须辨证施治。湿热、郁热前已有治法，这里常用野菊花、生百部、土槿皮、韭菜等煎汤外洗。肾阴不足的用六味地黄丸，肾阳不足的用金匮肾气丸加狗脊、菟丝子。狗脊治肾虚带下，屡用屡效。

5. 白带清稀

带下色白而清稀，阴道无痒感，多属脾虚；参苓白术散合补中益气汤加五倍子（研末分吞）3克，屡用屡效。白带清稀，延绵不断，腰酸疼，下腹隐痛，属下焦虚寒，用斑龙丸加萸肉、山药、附子、肉桂、龙骨、牡蛎，久服有效。

6. 崩漏后带下

先有崩漏，崩漏愈后带下白腻如脂，无臭气，常感倦怠乏力，腰酸，尿频，作督脉虚衰、不能固摄治。用斑龙丸合金匮肾气丸外，再以海螵蛸为细末，龟板胶炖烊，和丸服，对崩后带下之属于督任不摄的，疗效颇佳。

（三）别类证

1. 白浊 尿道流出白液，浑浊如米泔水，尿道有涩滞感，此属湿热为患，治用五苓散合程氏萆薢分清饮加减。

2. 白淫 阴中时流白液如精，常与欲念有关，与白带有所不同。古人说它是思想无穷、所愿不得、意淫于外，久为白淫。因多有肝热夹脾湿见证，治用丹栀逍遥散合参苓白术散加减。

3. 白崩 外阴部流出白物，稠黏如薄浆，或如黏糊，量极多，日久不止。此证应分虚实两型，属虚的是心脾气虚或肝肾精泄，治用景岳秘元煎或固阴煎。肾阳虚的加鹿角霜、狗脊、杜仲、山药、五味子、陈艾叶炭。属实的是湿浊下注，治同白浊。

诊疗要点：①带下病主要为虚实两证，虚证多是脾肾不足，实证多是肝热或湿热下注。久久不治，实证可以转为虚证，局部虚弱可以导致全身虚弱，伴见腰酸，腿胫酸，胃纳少，贫血，大便秘结，月经不调等症。②临床中常见带下是生殖器官局部发炎之表现，如外阴部、阴道、输卵管、子宫内膜发炎等，治疗除清热化湿解毒外，也需要用健脾补肾法以治本。③临床中还见到青褐色的带下，为子宫或卵巢恶性肿瘤的前趋症状，如见多量的或有恶臭的带下，更是恶性肿瘤的一个特征。

三、胎前病

（一）恶阻（妊娠呕吐）

妇人受孕后，血聚子宫以养胎，三焦气机不利，胃气失于下降而上逆，往往出现轻重不同的呕吐、不能食等现象。如夹有肝热或痰湿，则上述反应更明显。古医书习称恶阻，近今称为妊娠呕吐症。

症状：一般在受孕 40 余天，出现形寒、体倦、嗜酸、择食、恶心呕吐，甚则稀粥也不能进，随食随吐，不仅呕出食物、胃液，而且呕出胆汁，或混有血液。如呕吐持续多日不愈，则因失水过多而消瘦、疲乏，呈全身虚弱的状态。脉象多滑数，舌苔多薄黄滑腻。呕吐剧烈的脉转弦细，或偶见涩脉，舌红少苔。

治法：和胃饮、加味六君汤选用。若有痰湿或痰热，用加味温胆汤；呕吐日久，胃液受伤，用增损旋覆代赭汤加芦根、麦冬、沙参；寒饮阻膈的恶阻，用香砂六君子汤，重用生姜、半夏。

恶阻多系肝胃二经之病，所以必见呕吐、恶心、头晕、厌食等症。有初孕半个月即出现恶阻证象者，也有见于一两个月者。大致肝胃无病的，可不会有此证，即有亦甚轻微；其见证比较厉害的多是素有肝阳上扰、胃阴不足或夹有痰湿之人。因此，治疗除和胃以外，尚应酌量加黄芩、白芍、橘红、竹茹、吴茱萸、川连等药。更不要担心半夏、茯苓二味为碍胎药而不敢用，致影响疗效。

（二）胞阻（妊娠腹痛）

妊娠腹痛，古医书习称胞阻，应从痛的部位考虑病情。一般脘腹部痛，多为饮食停滞；腰腹间痛，多系胎气不安；痛在脐周围，考虑是否为蛔虫病（须问既往病史及大便检验）；痛在下腹部，考虑是子宫或阴道受寒；如下腹中间作痛，有尿急、尿频感，应考虑膀胱发炎。但必须结合其他兼证及脉舌，予以诊断。

一般治法：伤食脘腹痛，保和丸加减；腰腹痛，胎动不安，加减安胎饮或安胎方；如见先兆流产现象，应按照先兆流产治法。伴发蛔虫痛，归芍六君汤送乌梅安蛔丸。下腹部痛，须区分寒热：如小便通利，脉缓，舌质不红，属寒，胶艾四物汤去熟地，加党参、小茴香；如小便涩痛，脉数，舌质红，属热，火府丹去木通，加茅根。

本证除按照上述辨证施治外，临床还常遇到腹痛而兼子宫少量出血的，用胶艾汤多数有效。又妊娠腹痛漏红，如腰不酸疼，胎尚可安；一见腰痛腰酸，则胎必难保。应密切注意，并及时告诉病家。

（三）子肿、子气、子满

妊娠到五六个月以后，有因中气（脾）不足，或下焦气化

（肾）失司，不能运化水湿和排泄水液，致发生局部浮肿或全身水肿，甚则伴见消化不良，肠鸣胀气。水湿停潴，可引起喘促；胀气，就出现胀满。因此，子肿、子气和子满三个证象，是在不同情况下形成。其致病因素和症状同中有异，治法则异中有同。分述如下：

1. 子肿

头面部或全身浮肿，尿量少。特点是肿在头面。

2. 子气

从膝至足浮肿，尿量正常。特点是肿在下肢。

3. 子满

遍身肿，腹胀而喘。特点是遍身肿。

治法：三证都用茯苓导水汤去木瓜（防止涩小便）、槟榔（防止下气动胎）。胀甚加枳壳，脚肿加防己，喘甚加苏子、旋覆花。

附：

胎水过多（羊水过多）

本证属于"胎水肿满"的胎水范畴。由于口渴饮冷，湿渍脾胃，或泄利伤脾，运化失司，水湿停滞所致。水渍于胞（子宫），胎易损伤，急治为宜。

症状：腹部膨大逾常，尿量短少，偶有头晕、胸闷、气急，食入不舒，脉象弦滑而数，舌苔薄白而腻。

治法：健脾利水为主。健脾用六君子汤，利水用五皮饮，两方合用，疗效甚佳。如脘腹胀满明显，可加檀香片、香附、紫苏，甚则加炮姜2～4克以温运之。近人有用"消水安胎方"取效，也值得推广。

（四）子烦（子悬）

症状：妊娠五六个月，忽然心烦，胸膈满闷，精神不安，脉滑数有力，舌红润。医书上习称"子烦"。如胸膈胀满特甚，有气滞闷塞感，伴呼吸喘息的，叫"子悬"。更严重的喘促气迫，不能忍受，叫"胎上迫心"。

治法：子烦用知母饮。热盛加黄连、山栀；渴甚加苇茎、石斛；有痰去黄芪，加陈皮、半夏；气虚加党参；心气不足加柏子养心丸。子悬用紫苏饮去甘草，加砂壳、绿萼梅；内热盛加黄芩、黄连、竹茹；有痰湿加制半夏、茯苓；有食滞加建曲、厚朴花；外受寒邪加葱白、生姜；胎上迫心加沉香末2克，分冲。

子烦的病因，旧说是胎气郁热，上扰心肺，实际由于孕妇本身内热盛，或痰热上扰，或情绪激动所引起。子悬即是子烦证候的加剧，或因生活起居不慎，干扰胎气而引起胎动不安。两者是同一证候，不过轻重有差别，治法是可以相通的。

（五）先兆子痫和子痫

妊娠后期，除出现水肿、高血压或蛋白尿外，如同时伴有头痛、目眩、胸闷、呕恶等症状，是先兆子痫；进一步则发生口噤项强，手足抽搐，不省人事，这时已成子痫。脉象多弦劲而数，舌质多红绛。有的反复发作，甚至越发越频繁。其病因主要由于血虚血燥，阴亏阳旺，虚火鼓动其痰而引发。

治用加味钩藤汤加羚羊角片、白头翁。天津南开医院的加减钩藤汤，临床运用疗效可靠。痉厥加青铅、生地、天冬、石斛、菖蒲；痰热内扰，神昏谵语，用蠲饮六神汤加减。上列三方一般服两剂见效，以后用甘麦大枣汤加紫石英、生白芍调理。

（六）子嗽

孕妇咳嗽，原因有多种，而且日久不愈，或咳嗽剧烈，容易引起流产，特别怀孕在三个月以内的，更有可能。因此辨证要明确，治法要的对，疗效要快速。下面把不属于感冒或痰饮咳嗽的两种子嗽证和有效方法，分别录出：

妊娠五六个月，脾肺本虚，咳嗽，纳减，神弱，咳甚则遗尿，不能控制，是子嗽特有的现象。治用补中益气汤扶脾益胃。如咳嗽而腰酸，少腹重坠者，用六味地黄汤加五味子以收摄肾气。

妊娠后期，肺燥阴虚，气升则咳，咳多痰少，用清燥救肺汤加玉竹、百合、苏子、茯苓。阴虚火旺的，可与六味地黄汤合用。

咳嗽咳痰不爽，以干咳为主的，用橘饼 2 枚，松子仁 30 克，冰糖 9 克，加水适量煎服，一天两次，连服三天有效。

（七）子淋

妊娠期尿血、妊娠小便不通、孕妇尿道或膀胱发炎，往往出现尿意频数，尿量短少，甚则点滴而出，尿时有急迫感或涩痛感，称作子淋。

子淋常见的病因和证治分虚实两种：虚证为肾虚有热所引起，除上述主证外，伴咽干、口燥、腰酸，舌质多红绛少苔，脉多细数。一般治法为六味地黄汤加沙参、麦冬。实证为膀胱湿热蕴结，除主证外，伴见下腹部胀急，尿时有热感，舌边红，中有黄腻苔，脉弦数。一般治法为五淋汤去木通、车前子，加淡竹叶、白茅根、鸭跖草。

另有一种妊娠期尿血，血从尿道而出，小便时出血，不小便时无血，腹不痛，但觉下腹部稍有胀急感。这是膀胱热盛的尿血，不能看作胎漏。治以四物汤去川芎，加炒山栀、血余炭、旱莲草、白茅根。一般有疗效，不必用安胎药。

再有一种妊娠小便不通，发生在妊娠七八个月时（是很偶见的）。由于气虚肾亏，胎位偏下，压迫膀胱，出现少腹部或脐下急疼，小便点滴难出或不通，心烦不得。古称"转胞"，实际是子宫因孕增大，下压膀胱所致。初起用益气导尿汤，或五苓散加阿胶；如气虚血弱明显，用八珍汤加升麻、陈皮。

本证不宜过用利尿药，以防止引起坠胎。民间疗法，以指探吐，能使胎位升举而小便通利；在医院有条件时，可请助产人员用手术举胎，使小便得通，然后对证调理。

（八）子痢

妊娠下痢，称作子痢，其重于内科一般痢疾。由于痢疾所出现的各种证候已经足够影响胎气，如果迁延失治或治不得法，更容易伤胎，甚或因此而引起流产。本病以腹痛、下痢、里急后重、腰酸、肛坠为特征。日久则脾肾两虚，胎元失固，又给本病带来进一步的不良后果。初起时辨证施治，宜从三方面着眼。

1. 胃纳丰欠

痢疾以食欲正常为病轻，食欲减退为病重，不思食则更重。其中食欲的减少与舌苔的厚腻往往成正比例。如食后脘闷，腹痛，舌苔厚腻，为胃肠有积滞。着重在疏化积滞，使脘腹得舒，下痢自然轻松，胃纳亦能恢复。因此，是否宜用消积化滞药，以舌苔厚腻与否、胃纳之正常与否为准。一般用治痢安胎饮去黄芪、生地、泽泻，加党参、扁豆叶、檀香片、炒谷芽、焦山楂。妊娠痢疾用山楂，以炒焦为宜。焦山楂气味焦香，能醒胃疏滞。生山楂有行瘀通经作用，孕妇不宜。本方随证加减，颇有疗效。

2. 腹痛轻重

痢疾多数伴有腹痛，以痛随痢减为轻，痢频而腹痛紧为重。治用缪仲醇子痢方去莲肉，加当归身、砂仁壳。如下痢虽减而腹痛不除（这里要根据舌苔厚薄，分别子痢与胞阻的腹痛），舌苔厚腻者，积滞未净，加川朴、陈皮、焦山楂；舌苔薄滑者，以理气为主，加香附、檀香、台乌药。如下痢已减，腹仍痛，伴腰酸，要注意脾肾因痢而虚，胎气随之不固。治须侧重安胎，酌用当归、白芍、人参、白术、黄芩、天仙藤、苏梗、桑寄生、菟丝子等药，既能健脾益肾，亦能理气安胎。

3. 痢下赤白

下痢色白是气分受病，下痢色赤是血分受病，气血同受湿热侵袭则赤白兼并。一般白痢轻而赤痢重，因赤痢已病及血分，极易动血伤胎，从一病而变成两病。赤痢常以血色之晦暗或鲜明，来验证其寒、热、虚、实。凡赤痢瘀晦不鲜，清稀如水样者，多系寒湿或湿毒，治以温化为主。兼虚者，治中汤合胶艾汤；寒气凝滞者，治中汤加绿萼梅、荠菜花（以上两证，均不宜用黄芩、黄连、白芍等寒凉药）。赤痢稠黏，腹痛后重，多系肠热瘀积，治用白头翁汤加甘草、地榆、荠菜花、扁豆花。另以苎麻根60克，煎汤代水。据临床经验，野苎麻根用于子痢的里急后重，不论赤白，俱有良效。其既清润治痢，又凉血安胎，两得其宜。白痢，腹痛后重，痢下如鱼脑，理中汤加当归、白芍、香附炭。

治疗子痢除辨证施治外，有三类药物不能用：①荡涤肠胃之药，如芒硝、生大黄、蓖麻子等不能用。②渗利膀胱之药，如猪苓、泽泻、木通等不能用。③兜涩滞气之药，如罂粟壳、诃子、莲子等不能用。其中①、②两类药伤胎，第③类药助病，历来医家都引以为戒。

（九）胎漏

妊娠期忽有腰酸、腹重、阴道出血，或流出赤豆汁样血性液，腹不痛，病名胎漏。多因气血素虚，冲任不固，或跌仆闪挫，损伤胞胎所致。如轻证腰不重堕，腹部无痛者，以苎麻根用水酒煎服，简便有效。若腰酸腹痛，下血不止之重症，用圣愈汤去川芎，加阿胶、艾叶炭、桑寄生、仙鹤草，疗效亦佳。如下血量多而持续不止，腰腹酸疼，伴有下坠感者，胎已难保，用胶艾四物汤加黄芪、萸肉有部分疗效。

胎漏之脉，宜弦大滑利，忌沉细而微。用药既要根据症状，又要按照体质。凡阴虚内热者，总宜养阴清热，不宜用艾叶、香附、白术、砂仁；阳虚内寒者，应温养脾肾，不宜用黄芩、白芍。一般三个月前宜养脾胃，四个月后宜补肝肾，再结合辨证施治。然而胎漏的辨证施治，也比较复杂。有的孕妇气血充盛，月经按月来潮而不坠胎，治之反堕；有的孕妇脉见滑数，月经量少，至三四个月而月经不潮，孕象明显，至七个月而分娩，人以为七月生，其实是足月；又有壮盛的孕妇，前三个月都有少量出血，似经非经，如无腰酸重堕感，也不必服药。

一般来说，胎动是胎漏的先兆，但也有胎动同胎漏同时并见的。胎动不安而兼下血多属热，无胎动现象而下血的多属于寒。热用生地、黄芩为主，虚寒用驴胶、艾叶为主。旧法安胎常用黄芩、白术，有的还加续断。其实黄芩性寒，白术性燥。怀孕三月前后，多有胎热现象，只宜清养，不宜温燥。续断性温而动，不能因其名是"续断"而滥用。安胎用药，当以生地养血、凉血为主，黄芩斟酌加入，白术则少用。

至于胎漏动血，若下血不多，胎尚未伤，但出血淋漓不止者，宜凉则凉，宜补则补，唯以止血安胎为首要。若下血较多、又有离胞之血蓄积宫腔，腹部胀痛难忍，则用胶艾四物汤原方浓煎，一天服两剂，止血、止痛、安胎，颇有疗效。

（十）胎动不安与小产

妊娠三至五个月，腹部常痛，胎动如跃，阴道不出血，或出血而自止，习惯上称胎动不安，进一步会导致胎漏及流产。妊娠初期三个月内堕胎的叫流产，在中间三个月堕胎的叫小产，在末三个月堕胎的叫早产。

小产的原因，受惊、大怒、跌仆撞伤，或两手高举攀取重物，都能导致。患过三次小产的，叫做滑胎（即习惯性流产），多因气血亏耗或肾气虚弱所致，也有因胞中积瘀，使胎元不能巩固的，更须辨证施治。

胎动不安经常腹痛，阴道无出血，治用圣愈汤加杜仲、菟丝子、砂仁。腹痛下血，胶艾四物汤去川芎，加萸肉、杜仲、白术、黄芩。

孕妇气血两虚，胎元不固，屡次发生流产，须于再次怀孕时的前三个月预服十全大补汤合斑龙丸，作汤剂，隔天服一剂。连服三个月，颇有效。

滑胎由于胞中积瘀，胎元不能巩固，须在流产后服荡胞丸七天，第八天接服玉环丸一星期。如由于脾肾兼虚，固摄无力者，则需常服补脾肾之剂，可防止下次不再滑胎。

跌仆闪伤，胎动欲堕，出血不多者，用胶艾四物汤或八珍汤加益母草以保胎，出血多者无效。

小产后容易出现两种证象的治法：①血暴下不止，面唇㿠白，四肢不温，是气随血脱，用参附汤加阿胶、艾叶、萸肉。大汗不止加黄芪。②恶血瘀滞不下，少腹胀痛难忍，是瘀血内停的实证，用桃红四物汤或八珍汤加益母草。方中都用熟地，并加元胡、制香附。腹痛甚，加蒲黄、五灵脂。

（十一）漏水和沥胞

1. 漏水

妊娠在七八个月之间，先觉体乏，腰酸，胎动上逆，约二三十分钟后即下降，下降时漏水很多，每日数次，漏水时不能自禁，与平时小便及白带不同。主要原因是体虚，中气不固所致。治用圣愈汤加杜仲、川断、菟丝子、升麻、蛤粉、炒阿胶。如漏水多的，再加红参末（吞服）3克；体质虚寒的，加艾叶、桂枝；外伤触动的，加三七末（分两次吞服）1~2克。单方用黄芪、糯米各30克，水煎服，日夜各一次，可连服两天。

2. 沥胞

本证即漏水之持续不止，量又多，也即是胎膜（胞衣）早破。治法与漏水同。单方用生黄芪30克，当归6克，生龟板30克，水煎服，日夜各服一剂。有补气血、增阴液及滑润胞胎之效，可以避免因胎涩（胞水沥干）而滞产。

诊治要点：①漏水量多而持续三四天不愈，极易引起早产，同时还要注意感染。②漏水和沥胞的服药法，应采用浓煎频进，一昼夜可连服两三剂。

（十二）胎位下垂和胎位不正

1. 胎位下垂

胎位下垂，即胎位不按照怀孕月份上升，垂堕于下，行动不便。多系中气不足，胞络松弛所致。治以补气固肾，升提举陷，用补中益气汤加覆盆子、菟丝子、萸肉、棉花根。连服五至十剂，疗效可靠。

2. 胎位不正

胎位不正是指胎儿在母腹内的臀位、横位和后位。臀位和横位如能早期发现，常用保产无忧散，多能矫正胎位；如发现时已在妊娠后期，那须用手术引转。至于胎儿后位，用保产无忧散矫正胎位，效果更好。各地中西医也认为用之有效，但必须按照原方用量及服法。近年来上海杨树浦区妇婴保健院介绍，用加味当归芍药散矫正胎位，亦可参考。

（十三）胎萎不长

病因：胎萎不长，即胎弱症，多因孕妇体质素虚，或产育过密，或漏下伤胎，影响胎儿正常发育。诊断本症以腹诊胎儿形体小于正常怀孕月份，体力疲乏，食欲不振，脉细弱，滑象欠明显，小便妊娠试验仍阳性。

治法：以补益气血、培养脾胃为主，用八珍汤加黄芪、杜仲、川断、砂仁，连服半个月。第一周每日服一剂，第二周隔日服一剂。

在临床中还遇到有因肝脾气郁的，脘胁胀满，心烦欲呕，胎至七八月而不长，用归芍六君汤加柴胡、山栀、苏梗、枳壳而获效。

（十四）胎死腹中

病因：胎死腹中的原因，有内外两种。内伤为久病胎萎而僵死，或妊娠胎漏日久，血不足以养胎而干死；外伤为孕期跌仆伤胎而子死。症状是：肚腹胀大，下堕及痛感明显（正常孕妇的腹大，无下堕及痛感），腹部胎动停止，听不到胎心音。医书还记载：胎死腹中的妊妇，舌质多呈现青紫色，口中有臭气呼出。这两个现象可能要胎坏死日久才会出现，甚或胎死腹中在半个月以上。我在妇产医院曾见到三例胎死腹中的患者，舌质都不变，口中亦无臭气呼出。1973 年 2 月 26 日会诊三病区夏某：孕四月余，破水九天，已干涩，胎寂然不动，小腹部自觉有下坠感，能照常行走，无腹痛及腹冷，脉象细，舌质红润无异常。因此初步认为："舌现青紫色，口中有臭气呼出"这两个征象，不是每个胎死腹中的患者都会出现的。附记于此，以待继续验证。

治法：古法都用平胃散（苍术、厚朴、陈皮、甘草）加芒硝，我用过两次，效果不好（腹痛，大便泻，死胎不下），后再加适当的肉桂、牛膝才有效。其实际效果不在平胃散，而在芒硝协同肉桂、牛膝的攻下温通。景岳脱花煎我用过一例，须六剂见效，可以备用。

四、产后病

中医书里有这样的一个惯例：把孕妇分娩后的半个月内，称新产；半个月至一百天内，称产后。现为便于叙述，一律纳入产后。

（一）胞衣不下

本症即胎盘残留，其原因有虚、实两方面：属虚的为初产时过于用力，分娩后体力已疲，不能再用力，致胞衣不下；属实的为分娩后恶露流入胞衣，致胞衣胀大而不能下。前者由于正气不足，后者由于寒凝血滞。辨证施治如下：

1. 正气虚弱，胞衣不下

下腹部有硬块，按之发胀，阴道出血多，头晕心悸，面唇㿠白，或自汗出，脉象虚细。治用生化汤加红参、黄芪、杞子、苁蓉。

2. 寒凝血滞，胞衣不下

腹胀痛拒按，痛时欲呕，恶露不多，色暗红，脉象沉弦而涩。治用黑神散加酒炒牛膝。如胸腹胀满疼痛，昏闷难忍，喘息气急，用送胞汤加血竭末 3 克，分两次药汁送服，一剂有效。

（二）产后血晕

本症以产后突然头晕眼黑，不能靠坐，严重的昏闷不省人事为特征。有虚、实两种：虚为血脱，子宫出血特多；实为血瘀，恶露极少或不行。

1. 血脱

产后出血过多，腹不痛，手足发凉，甚则冷汗淋漓，面唇淡白，神识昏沉。治用加味当归补血汤（方中红参须用 9 克，黄芪须用 30 克）。休克严重的先用参附汤浓煎温服，以回阳急救；接着用党参、熟地、当归、萸肉、山药、枣仁、附子，加水煎取浓汁，连服一二剂，有扶元固脱之效。如由于阴虚阳浮而晕眩、心悸、自汗出，则应用王氏育阴潜阳方。

2. 血瘀

产后恶露不下，腹部胀痛，开始心胸烦闷，接着晕厥不知人事，手握拳，面唇紫赤。治用生化汤合失笑散，浓煎取汁，先以血竭、没药各 1.5 克研细末，温开水送下，然后服煎药。

外治法：不论虚证或实证的血晕，都可用铁器在炭火中烧红，浸入醋中，使热醋气熏入产妇鼻孔，刺激嗅神经，可以苏醒。

（三）恶露不下和不绝

产后因血瘀或受寒，恶露没有及时排出，叫恶露不下。

如系血瘀，下腹部必胀痛，一般用生化汤合失笑散治疗，效果可靠。如因受寒，腹部除掣痛外兼有畏寒，治用生化汤加吴茱萸、肉桂。如恶露不下，气逆上冒，衄血，口鼻间起黑色，这是一种严重的险恶证候。急用党参、苏木各 15 克煎浓汁，送花蕊石、三七末各 3 克（分两次吞），作为急救。与黑锡丹同用，更有效。

另有因气血虚而恶露极少的，腹部无胀痛，精神疲弱，面色苍白。宜用人参养荣汤加减调理，不必急于去恶露。

有因子宫恢复不好，产后三四星期恶露尚淋漓不绝，伴腰酸腿软，小腹有下坠感。其症须分虚、实两型：如恶露色淡，无腥秽气，腹不胀痛，精神倦怠，属血虚体弱，常用归脾汤或补中益气汤加阿胶、黄肉、龙骨、牡蛎。如恶露污浊有腥秽气，小腹胀痛，属瘀血未净，用芎归汤加益母草、延胡索、炒蒲黄、炮姜炭。

（四）产后气喘

气喘，在内科已经不是普通证候。胎前气喘，是子悬的一个严重症状；产后气喘，更属恶候（其中旧有哮喘病，因产后感寒而引起的例外）。其证喘息而无痰，不能平卧，甚至艰于呼吸，非常危险，常见的有虚实两型。

虚证：产后出血过多，气随血脱而喘，呼吸短促低微，伴见四肢厥冷，汗自出，脉沉细无力。急宜参附汤（方中的参必须用红参，附子须用乌附块，分量都是 9 克），加黄肉、杞子各 12 克，黑锡丹 30 粒。浓煎，分两次服。

实证：产后恶露不行，败血上冲而作喘，面色紫黑，胸闷，腹胀或痛，此系产后"三冲"急证之一。急用花蕊石、血竭、没药、延胡各 9 克，共研末，取细末 6 克，3 克先用温开水送服，另 3 克隔半小时再服。剩下粗末 18 克，纱布包煎浓汁，除送细末外，余汁缓缓呷尽，争取一剂见效，不效再服一剂。如能恶露下行，则上逆的喘息自会平复。

（五）产后发痉

产褥期中，由于过汗伤津，高热烁液，或素体阴血不足，加上产时出血过多，可引起筋脉挛急，四肢抽搐，伴项背强直，甚则昏厥。其病情与先兆子痫和子痫相似，但病因不同，治疗亦有所不同，必须照顾到产后阴血不足的一面。

1. 过汗伤津发痉

产后汗出太多或不止，致津液耗伤而发痉，伴见肤热、口燥、舌干红、脉弦细而数。治以育阴生津，常用生脉散合清燥养荣汤去新会皮加石斛、桑叶取效。如皮肤不发热，舌淡红，脉虚数，常以圣愈汤合补阴益气煎去升麻、川芎，加淮小麦、龙骨、牡蛎。这是多汗伤津而致痉的两种治法，病势尚轻，疗效较快。

2. 热烁阴液致痉

产后高热自汗，口燥，齿干，阴液亏耗，伴见心悸躁扰，甚则发痉或发厥，脉弦细而数，舌质红或干燥。治法：一般先用增液汤加沙参、知母、甘草、银花、连翘；如痉厥并见，加牛黄清心丸或至宝丹；高热渐退，用新定阿胶鸡子黄汤调理。

3. 阴血亏损致痉

产后出血过多，阴血亏损，可引发痉病。抽搐时轻时剧，发作时筋脉拘急特甚，发过则稍松缓，脉虚细，舌质淡红。由于本症是阴血亏损，不容易恢复，非伤津、伤液可比，所以用药较难，而收敛亦慢。依法用三甲复脉汤去姜、桂，或圣愈汤加钩藤、天麻、红枣。

据临床经验，产后痉病比子痫重而难治，产后痉病第三型比第一、二型更重，要更难治。曾在妇产医院会诊二病区陈某，产后痉病，抽搐发作频繁，痉挛时多，伸疭时少，指关节取物和讲话极受限制，脉弦细特甚，舌光红少苔。中药遍用清肝、镇肝、息风、宽筋、舒络及益血、养阴等法，均无效果。考虑胎前子痫是半虚半实证（阴虚阳亢为主），产后痉病是纯虚证（津、液、阴血有亏耗），其中阴血亏损的痉病，更是虚证中的重证。实证易治，故胎前子痫能于三四剂内见效；虚证难疗，故产后痉病非二三十剂不为功。虚证中的重证则更难治，所以陈某的病例，服药两三年终无治效。临床实践如此，录出以供参考。

（六）产后诸痛

产后腰腹腿肢疼痛，部分为血虚，部分为血瘀，极少部分为外感风寒或风热。治疗原则：虚则宜补，血瘀气滞则活血行气，兼外邪则略佐温散或清疏。除补虚外，均不宜过剂。下面以产后常见的五种痛证，根据不同原因，按照临床治法，分别摘要录出。

1. 腹痛

（1）血虚痛：腹痛隐隐，神倦力弱，脉细，舌质淡红少苔。治用黄芪建中汤加当归。

（2）血瘀痛：腹痛多在下腹部，拒按（如感到有刺痛，则要考虑瘀血化热发炎）。治用延胡索散加减。有炎症加蒲公英、红藤、赤芍。

（3）伤食痛：腹胀痛，脘闷，舌苔厚腻。治用异功散加神曲、山楂。

（4）受寒痛：腹痛绵绵，脉濡缓，舌质淡，或有薄白苔。治用理中汤加肉挂。

2. 少腹痛

（1）儿枕痛：产后恶露瘀滞，内结成块，疼痛阵发，有时作攻冲样痛。治用生化汤合延胡索散。

（2）蓄水痛：产后水湿与恶露瘀结，以致膀胱排尿不畅，小便涩少，甚或闭结，下腹胀痛，按之有急迫感。治用五苓散加虎杖、败酱草、马鞭草。

（3）寒气痛：症状和治法与受寒腹痛同。

3. 胁痛

产后胁痛，主要是气血郁滞。一般左侧痛用延胡索散治疗，右侧痛用芎归汤加柴胡、青皮治疗，但都不能过剂，有效即停药。另有因产后出血过多而血虚胁痛的，见面色㿠白，呼吸短气，那就不能用上法治疗，应改用人参养荣汤加川芎。

4. 腰痛

（1）气滞血瘀：腰痛剧烈，不能俯仰。治用血府逐瘀汤去桔梗，加乳香、没药、延胡索。

（2）肝肾虚：腰痛绵绵，不能久立。如舌质红、脉细，属肾阴虚，用左归丸合滋任益阴煎。如舌质淡，脉虚弱，属肾阳虚，用右归丸加补骨脂、肉苁蓉、巴戟天。

5. 遍身痛

（1）风寒入络：周身经脉拘急痛，有畏寒感，起病快，痛处作按摩后感觉稍舒。治用延胡索散加威灵仙、红花。

（2）瘀血滞络：产后百脉开张，血行较缓，过劳过逸，或受恼怒惊恐，都会使瘀血留滞经络。轻则周身筋脉胀痛；甚则腰背强硬，不能俯仰，腿臂挛痛不能屈伸。起病比风寒痛缓慢，逐渐加剧，痛处按之更甚。治用活络效灵丹加红花、延胡索，体虚加黄芪、当归、赤芍、鸡血藤。

（3）血虚：周身筋脉酸痛，痛不甚剧，时作时止，神色及舌脉俱有不足现象，治用人参养荣汤加减。

产后诸痛，凡痛处喜按，病势不甚的，多是虚证；痛处拒按，痛势剧烈的，多为实证。痛处喜热熨，病人喜热饮的多是寒证；痛处喜凉爽，病人有烦热感的，多为热证。胀多痛少的属气滞；只痛不胀，痛处固定的属血瘀。脘腹痛常与肝、脾有关，一般都有虚、实、寒、热，其中以肝为主的多热，多实；以脾为主的多虚，多寒。但必须参证脉象和舌苔。

治法：胀多痛少的以理气为主；痛多胀少的以行气活血兼用；只痛不胀，痛处固定的以活血为主。痛喜热熨，喜热饮食的，用温中祛寒法；病处喜凉爽，病人有烦热感的，用清热调中法。实证以祛邪为主，虚证必须疏补气血。与肝相关的要疏肝养肝，与脾相关的要理脾和胃，这是一股的诊疗法。

（七）发热

产后发热有实证，有虚证，必须辨别清楚。并注意病人体质的强弱，虚实的程度，治实亦勿忘产后，最为紧要。意即所治的虽是实证，但心中应勿忘这是在产后，特别要强调血虚在本症致病因素中的重要性，但也不能忽视邪实的一面。

1. 实证

实证发热病种较虚证多，但临床比例不大。

（1）产后感染：轻者为"脓毒症"，证见头痛，发热，微恶寒，有汗或无汗，舌质红，苔薄白，脉浮数。阴部红肿，分泌物增多。治用银花蕺菜饮加连翘、花粉。重者为"败血症"，微恶寒，发高热，甚则神昏谵语，口干舌燥，更甚则四肢抽搐，脉洪数或实大而数，舌苔黄腻而燥。治用清瘟败毒散。高热不退，加大青叶、黄连；抽搐不止，加钩藤、地龙；衄血、吐血加丹皮、紫草；腹痛，恶露不畅，去玄参、知母，加泽兰、赤芍。如见热入营血分症状及脉舌，应按照温病热入营血分治法。

（2）风寒感冒：证见恶寒，发热，头痛，脉浮数，舌苔薄白。治用四物汤去生地，加玉竹、柴胡、荆芥、苏梗、葱白。

（3）伤食：证见发热，胸膈满闷，不思食，食入则呕吐，舌苔黄腻或厚腻。治用异功散去甘草，加山楂、焦曲、川朴、生姜。以上两种发热，一般服药两剂，观察疗效，防止过剂耗伤正气。

（4）瘀血：发热不恶寒，下腹部有胀痛感，恶寒甚少，血色紫暗，脉象弦涩。治用生化汤加丹参、红花、制香附、益母草。

2. 虚证

虚证发热都不甚高，极大多数是低热。常见气虚发热和血虚发热两种：

（1）气虚发热：本证患者自己不感觉发热，只觉得疲乏无力，有时自汗、头晕、脉虚弱，体温下午偏高，活动后较明显。一般治法，用补中益气汤加减。如气血两虚，又伴见虚烦，用当归补血汤合甘麦大枣汤加党参。另有一种是脾胃虚弱，食不知味，肢重乏力，易觉疲劳，烦热而口不渴，咽干而不欲饮，脉虚数或不数，舌质淡红，常用益胃升阳汤加减。临床试用两例，也有疗效。

（2）血虚发热：低热起伏，午后及黄昏时烘热感较甚，头晕目眩，乏力，动则心悸，夜卧少寐，脉细数无力。治用圣愈汤加地骨皮，食欲不振加神曲、荷叶。临床常以本方再加乌梅干两个，红枣 5 枚，对退热进食的效果更觉满意。如食欲较好的血虚发热患者，常用八珍汤加黄芪、地骨皮、杞子、山萸肉、柴胡、红枣，颇有疗效（方中川芎用 3 克，柴胡用 6 克，熟地用 24 克，余药照一般用量）。

产后发热，以产褥感染发热最高，风寒感冒发热次之，伤食和瘀血是一般发热。气血虚的发热都是低热，特别气虚发热，更难察觉。另外，产褥感染和风寒感冒的发热都伴有恶寒；伤食和瘀血的发热都不恶寒；虚证发热更无恶寒现象，特别是血虚发热。这是辨证的一个区别点。至于治法，虚热病人苦寒药不宜多用，不但伤脾败胃，而且苦寒太过，容易化燥伤阴。虚热病尤其要重视胃气，脾胃弱者，药量亦宜轻，宁可再剂，勿用重剂。过剂过量，都能使中气耗伤。

（八）浮肿

产后浮肿，常见的有三种。

1. 气分肿

本证多见于妊娠时肝气郁结，常觉胸闷、脘胀，四肢与头面常肿，产后因中气失于运化而加甚，皮肤厚，色不变，以手按肿处皮肤，即时恢复原状，胸脘常满闷不舒。治用四七益气汤加天仙藤、白术，不能用利水药。

2. 水分肿

证见皮薄色白而光亮，加裹水之状，小便不利，脘腹胀满不思食，以手按肤有小凹，复原较慢。治从脾肾着手，以疏利为主。如脾虚不能利水，用茯苓导水汤；如肾气虚不能化水，用济生肾气丸作汤服。

3. 血分肿

本证主要是血液循环障碍所引起，如产时恶露不畅，或产后有瘀血停滞等。初起只见四肢浮肿，继则腹部逐渐胀大并加硬，腹部或肢体局部有胀痛感，脉舌有瘀象；一般治以身痛逐瘀汤加鸡血藤，进一步参照"血瘀胀"治法（见下页）。

（九）腹胀

腹胀的证型甚多，这里只举产后常见的三种证治如下：

1. 脾虚胀

多因脾胃虚弱，失于运化，脘腹部呈明显膨胀，时宽时急，按之不硬，食欲减少，大便溏泄，有时畏寒怕冷，脉象多濡弱，舌苔薄滑而腻。治用六君子汤去甘草，加川朴、麦芽、山楂、砂仁。

2. 气郁胀

多因肝气郁结，失于疏泄，气机不利，胸腹胀满，因饱食而加甚，得嗳气或矢气而少舒，常见早宽暮急。脉象以弦细为多见，舌苔都是薄腻。身体比较虚的用四七益气汤加鸡内金，一般用达郁宽中汤治疗。临证经验，两方每五天轮换服，效果较好。

3. 血瘀胀

多因血行不畅，络脉瘀阻所引起。证见胸闷短气，进而两胁胀满，伴腹胀而硬，继则胀满而硬的部分觉有痛感，腹部起红丝或青筋绽露（这时要考虑肝脾是否肿大，最好结合触诊）。脉象弦涩不流利，舌质呈现紫暗色，或舌边有紫斑。常用治法为二仁通幽汤加大黄䗪虫丸。

产后腹胀，治法总以疏理为主，但更要考虑到虚的方面，不能因腹胀而专消其胀，因气郁而专疏其气，因血瘀专攻其血。应以理气、活血、扶脾为治，注意患者的体质与病情，随证用药。我常以香砂六君子汤加当归、赤芍（或白芍），适当地加入脾虚胀，气郁胀和血瘀胀的应用方中，或有时五天、七天地轮换服用，疗效比单用一方显著。

（十）自汗、盗汗

产后阴虚阳浮，多自汗现象。自汗过多，容易导致气虚或气阴俱虚。如自汗太甚，精神疲倦，呼吸短气，脉象虚数，常用黄芪汤（方中防风只用 1.5 克～2.5 克）加乌梅，两剂有效。

暑月产后自汗太多，口燥渴，烦热而躁，此津液内耗之象，常用生脉散加桑叶、生地、玄参。两剂后观察疗效，不宜过剂。要考虑到五味子、玄参之酸寒，恶露不畅的忌用。

如恶露未净而自汗不止的，用卫阳生化汤；恶露未净而盗汗不止的，用保阴生化汤。既祛瘀又止汗，是兼筹并顾的治法。

如自汗特多，呼吸迫促，四肢发凉，脉象微细，是由于自汗不止而引起亡阳的恶化。急用参附汤加黄芪、萸肉、龙骨、牡蛎。这时不能顾虑到恶露之畅与不畅，以抢救因大汗而引起之亡阳为第一要着。

（十一）惊悸、谵狂

惊悸，是心慌与心悸动，从病人的自觉所得；谵狂，是讲昏话及手足狂乱，为临床观察而得。前者多属虚证，后者多属实证。在产后出现这两种情况，同样是惊悸属虚，谵狂属实。在实证中，特别要注意瘀血。临床上常见的有如下几个证候及治法。

产后精神恍惚，时觉惊悸、头晕、睁眼不开，多系血虚或心气不足所致。一般治法为归脾汤加龙骨、牡蛎、磁石，煎浓汁，吞送珍珠粉 0.3 克。有因新产阴血骤耗，虚阳不潜，引起晕眩、自汗、懒言、目不能开，恶露虽少，腹无胀痛，用三甲饮合甘麦大枣汤加紫石英、琥珀、丹参，多数有疗效。

产后狂乱谵语，胸闷腹胀，有因恶露不下而引起的，用生化汤合夺命散（生化汤煎浓汁，送服夺命散 3 克）。有产前原患痰嗽，产后因痰浊蒙蔽心阳而引起的，恶露虽行，胸闷特甚，神昏谵语，用蠲饮六神汤为主，酌加丹参、远志，对证投药，各收到效果。

（十二）大小便异常

1. 泄泻

产后泄泻大致有五种原因：①产前原患泻证，产后加甚。②临产时过伤饮食，产后转泻。新产多食油腻，伤胃滑肠致泻。

③新产烦渴大饮，水停胃肠不消致泻。④产后腹部感受寒冷致泻。病因虽异，多是脾胃气虚，传化失职所引起。必须辨别清楚，对症下药，于三四天内治愈，以免虚上加虚，影响产妇恢复。临床治疗，常以异功散为主，随证加减如下：

由于前三种原因而引起泄泻，多数伴发脘部胀满，不思食，治用异功散加山楂、神曲。

由于水饮停滞而作泻，多数有脘胀、肠鸣，治用参苓白术散去莲子、桔梗，加车前子、桂心。

由于寒气侵袭而作泻，多伴有腹痛，畏寒，治用理中汤合异功散，加炒艾叶。如感寒较甚，泄泻而完谷不化，前法加煨肉果、益智仁，或补中益气汤加肉桂、茯苓、炮姜。

2. 痢疾

产后痢与胎前痢治法不同：产前碍于胎，产后碍于体虚病实，各有重点和难点。产后七天内的痢疾常用治痢生化汤去琥珀，多能于三五剂内见效，不像古医书所说之缠绵难愈。如恶露渐净，可以用芍药汤；后重难忍，加炒枳实；腹痛甚，加延胡索。

久痢不止，滑泄无度，病已由实转虚，过去常用养脏汤，近年来改用六君汤加广木香、煨肉果、干姜、归身、升麻、玫瑰花治疗。

临床常见到产后痢疾，初起多为体虚病实，腹痛、里急后重必甚。其腹痛是双重性，既有痢疾的腹痛，也有恶露未排净的腹痛。其舌苔必厚腻，特别根部较厚腻。治以疏化为主，兼顾气血。日久则病情则由实转虚，而身体气血之虚弱更明显，腹痛及里急后重反较轻，舌多无苔，即有苔亦薄，脉证多呈虚弱，治以扶中为主，略兼疏化。产后病多有此情况，在泻痢最为突出。

3. 小便淋闭

淋的证候，因小便涩痛，欲便不出，力挣小便，仅来点滴，甚或闭塞，滴沥难出，所以叫做淋病。此症在内科不是常见病，而在妇科胎前、产后，却成了常见病。主要是子宫与膀胱位置近邻，产前因子宫膨大与下压的关系，挤及膀胱，故易患淋。产后因分娩，子宫受虚实寒热的病理影响，波及膀胱，也容易致淋。如遇难产，则膀胱的气化或器质遭受损害，更有导致淋病可能。由于这种种因素，所以妇科胎前、产后的淋病，其比重多于内科。治疗不但与内科的淋病稍有不同，且胎前淋与产后淋的用药也有出入。从大体来说，产前碍于胎，不能专用或过用渗利药；产后因体虚病实，用药要理虚不助实，去实不碍虚。一般先治其实，后理其虚，疗效都比较满意而快速。临床的常见证型和有效治法为：

（1）热淋：口燥渴，唇红，尿涩痛，滴沥不畅。常用导赤散加蒲黄、瞿麦、滑石、桃仁、牛膝，稍佐木香为引；或用茅根汤。

（2）湿淋：口不燥渴，舌苔薄滑，尿涩不畅。常用五苓散加紫菀、桑白皮、白通草，煎送滋肾通关丸。

4. 小便频数，失禁

产后小便频数或失禁，是轻重不同的两个证候。前者轻，后者重；前者疗程短，后者疗程长。其病因有属于中气不足者，有属于肾阳虚或肾阴虚者，有属于膀胱热结者，有属于膀胱损漏者（难产时尿脬破损）。辨证施治如下：

（1）中气不足：尿频数，不可略忍，量短少，尿时有余沥，上午稍差，下午较甚。治用补中益气汤加萸肉、山药、桑螵蛸。

（2）肾阳虚：尿频量多，色清白，全身有畏寒感。治用斑龙丸合右归丸。

（3）肾阴虚：尿频数，量不多，色黄赤，口干舌红。治用六味地黄汤合左归丸。

（4）膀胱热结：证治同见"小便淋闭"。

（5）膀胱损漏：小便淋漓而下，不能控制，有时自知，有时不自知。治用黄芪当归散加猪脬或羊脬1个，煎浓汤，送蚕茧（烧存性，为末）两个，每服3克，日两三次。

根据临床观察，产后小便失禁，也有属于中气不足或肾阳虚的，须参酌特有症状，按照上述治法，药量重一些，煎汁浓一些，连服十天或半月，一般都有效。属于脬损的，治疗效果较慢，曾遇到两例，照方服五至七天，都无明显效果，一直服到二十余剂，才逐渐好转，月余始愈。据前人（朱丹溪）治验，也说须连服一个月有效。可见脬损的小便失禁，疗程是相当长的。

五、乳部疾患

（一）乳汁不下

1. 气血不足

产后无其他疾患，只是乳汁不下，乳房也不胀大，常用八珍汤加天花粉、白芷、山海螺；或用通草 2.4 克，猪蹄 1 只，煎汁作饮料，两天即有效，可连服三五天。在服药期间加服胎盘粉，每次 1.5 克，一天两次，温开水送下，效果更好。

2. 气血壅滞

乳汁不下，伴乳房胀大作痛，旧法用涌泉散（本方只能服两剂，多服耗伤气血），外用葱白煎汤，时时温洗或热敷乳房。近用天津南开医院下乳方药，简而有效，无流弊。

（二）乳汁自流

产后乳汁流出不止，清稀如水样，多系气血不足；用十全大补汤去芎、桂，加芡实、萸肉。近治一 40 岁左右非怀孕亦非产后的妇女，两乳均能拧出乳汁，有时不拧亦少量流出。用此法，服十二剂得效。

有因肝经郁热，乳汁自流，伴见口干、头晕、乳房胀，舌质红。用丹栀逍遥散加生地。

产后无婴儿吮乳，乳汁不断，乳房胀痛。回乳常用麦芽 60 克，赤芍、当归各 15 克，炒牛膝 9 克。连服三天，屡效。

（三）乳吹

哺乳期间，乳房内发生结块，坚硬作痛，乳汁少，或竟无乳。其原因多为肝热郁结，或由于婴儿吮乳时口气吹入乳头，致乳房壅阻所引起。一般用芎归疏肝汤，或栝楼散加漏芦、天花粉，酒煎服。两剂不消，加皂角刺。如结块日久不散，防成乳痈，应按照下条乳痈辨证用药。

（四）乳痈

产后因乳汁不行，初则乳房红肿坚硬，进一步则发热胀痛，甚则化脓。本病常见于产后哺乳期，尤多见于初产妇，发病前多数有乳头碎裂或乳汁瘀积等情况。

乳痈初起时，用橘叶瓜蒌散或乳腺炎方，疗效均显著；如伴有恶寒发热，加荆芥、紫花地丁、蒲公英。最好能在三天内消散。如肿痛不消，是脓已成，即加皂角刺、炮山甲。最近有用和乳汤加减，疗效亦好。如果火毒旺盛，不能及时消散，势必化脓外溃，当请外科医师处理。如溃后气血虚弱，不易愈合，用益气养荣汤调理颇有效。

另有一种"乳发"，起病急骤，乳房肿大而坚，如椰瓢，如磁瓮，多系产后阴亏、肝阳陡发所致。有人用蒲公英、地丁草、银花、连翘、丹皮、山栀、黄芩、川楝子以清热解毒，山楂、神曲、麦芽以消乳，外用如意金黄散敷患处，不化脓而治愈。

（五）乳头碎裂

乳头碎裂，在乳头根旁（乳晕部）生细小的疱，色赤，表皮破裂，微肿而痛，婴儿吮乳后痛更甚。旧名"妒乳"，实际是乳头炎。有干、湿两种：干的裂痛得厉害，属肝经燥火；湿的瘙痒后出黄汁，属肝胃湿热。

治法：内服橘叶瓜蒌散去山甲。外用秋茄子裂开者，阴干焙焦，研末，水调涂患处；或用芙蓉花（叶）阴干为末，掺患处。

一般都有疗效，但容易复发。如多次反复发作，应考虑停止喂乳，自然痊愈。

（六）乳癌

本病是癌瘤发生在乳房内。初起时，乳房内有小块结核，不痛不痒，经过时日长久，可以历三五年或十余年，由内向外溃破。空洞深陷，形如山岩，经常有稀薄脓水流出，淋漓不断，痛苦日渐加甚。夏季脓液臭溃，更加难受。经年累月，不易痊愈。

本病目前为乳房疾患（也是妇科疾患）最难治的一种。在初起未溃时，治用内消肿瘤丸（作汤剂）或乳癌方，浓煎，吞送小金丹。连服两个月为一疗程，两方可以相互交换使用。服药方式，第一个月可以每天服一剂，第二个月隔天服一剂，或采用服两天、停一天的间歇疗法。另服脐带粉，每次3克，日二次。以上治法，疗效虽不是百分之百，但不失为治疗乳癌的有效方法。

如溃后日久不愈，用益气养荣汤或归脾汤，能增加营养，减少消耗，促使溃疡愈合。最好把医药和调养配合起来，疗效更可以提高一些。

六、前阴疾患

（一）阴痒

症状：阴道瘙痒难忍和灼热感，往往伴有带下。多数先有带下，后发生阴痒，甚则瘙痒不已而发生痛感。脉象多弦滑或弦数，舌苔黄腻。

病因和症状鉴别：多数属肝热，也有肝热夹脾湿的。现代医学名阴道炎，根据实验室检查及诊断，分滴虫性阴道炎和霉菌性阴道炎。其症状鉴别为：前者仅外阴瘙痒，白带乳白色泡沫状，或有赤带；后者外阴瘙痒兼刺痛，白带乳白色稠黏，似豆腐渣样。

治疗：肝热重者，常用龙胆泻肝汤加减；湿热重者，常用萆萆薢渗湿汤加知母、苍术。外用霉滴净丸塞阴道，有时用南开医院外洗方。

（二）阴肿和阴疮

症状：阴户肿胀疼痛，甚则出现畏寒发热、大便秘结、小便不畅等，有的化脓溃穿，几天后收口，但也有反复出脓而成瘘管的。

病因：多由肝脾二经湿热下注所致，或由于阴户破损，外受感染而引起。

治疗：属于肝经湿热的，常用龙胆泻肝汤为主；属于脾经湿热的，用萆薢渗湿汤加鸭跖草、地丁草；如已成脓，用加减消毒散；已溃，去皂角刺；无表证，去前胡、防风。如反复出脓，已成瘘管，用蛋黄油滴入瘘管，疗效颇佳。

（三）阴痛

本证主要是阴道拘急痛，有时牵引少腹两侧，轻则掣痛阵发，重则刺痛难以忍受。病因多数与厥阴肝经有关，由于足厥阴经挟少腹两侧，贯阴中。寒凝、热郁或气结，都能导致阴痛，其辨证施治如下：

1. 寒凝厥阴

证属寒疝一类，以阴道痛引两少腹为特征，甚则阴户紧缩，手足痉挛厥逆，面色青暗，冷汗自出，脉微细，舌淡，不红活。治法：当归四逆汤加吴茱萸、生姜，浓煎内服；外用乳香四物汤，熟料热敷。

2. 热郁肝经

证系肝热下迫。初起带下黄白，或有血丝，少腹刺痛，进一步痛引阴道，带下如脓。脉弦数，舌苔黄腻或黄厚。治法：常用龙胆泻肝汤加槐实、山栀、苍术、黄柏、鸭跖草、川楝子。

3. 血虚气郁

本证多见于肝气郁结的患者，平时常有阴道掣痛感，情绪郁闷，不开朗，脉象多弦细涩滞。治法：常用逍遥散合甘麦大枣汤加生地、枣仁、合欢皮、玫瑰花、台乌药。

另有产后阴痛，常接触到的为阴裂或感染。阴裂必须用修补手术，并用药外敷。感染分三种：①外邪引起的，用葱头、淡豆豉、银花、连翘、薄荷治疗。②热毒内甚的，用黄连、黄柏、白头翁、大叶青治疗。③瘀血化热的，用红藤、败酱草、紫草、茜草、蒲公英治疗。

七、妇科杂病

（一）盆腔炎

盆腔炎为妇科常见病之一，多发于经产妇女，有急性、慢性两种。古代妇科书归于癥瘕、癥癖、带下、热疝痛一类，现代妇科书均把它列作一个专病来辨证施治，确有必要。它的病因，起初多系气滞血瘀而引发，证情不重，病势不急，称为慢性；如果积瘀化热，或夹有肝热、湿热，则转为急性。临床证治各不同，分述如下：

1. 慢性盆腔炎

证见下腹部胀痛，伴腰疼、性生活后腹痛更甚，两少腹部有块痛。其痛块有的坚而不移，有的软而活动；其部位以左侧为明显，痛的情况时缓时剧，时发时止；包块有横条、直条不同。月经一般紊乱，白带多。脉象以弦涩、沉细多见，舌苔多薄腻，或满苔白腻。治法以行气、活血、消瘀为主。常用方：①桂枝茯苓丸作汤加香附、益母草、延胡索；②新橘核丸作汤；③膈下逐瘀汤去当归、川芎，加生蒲黄。随证选用。

2. 急性盆腔炎

多数是慢性急发，证见微恶寒，高热，有汗，下腹部及少腹两侧疼痛拒按，按之则反跳痛特甚，带下色黄如脓。脉象滑数，或弦滑而数；舌质红，苔黄腻，有的黄燥。治法以清热、化瘀、利湿为主，常用方：①大黄牡丹皮汤合红藤汤加减。②银翘红酱解毒汤。③消炎五号方。随证选用。

以上证治，附件炎同例。

（二）子宫内膜炎

症状与病因：本病也是妇科常见病之一，相当于中医的"经漏"、"月经淋漓不断"和"产后恶露不止"。主要症状为：阴道不规则出血，色紫暗，夹有小血块，伴小腹痛，有时腰部酸疼。一般属血热夹瘀所致，日久则转为肝肾阴虚。

治法：初起以清热固经汤去阿胶，加茜草、海螵蛸、蒲黄、五灵脂。浙江医学院妇产医院中医科用加味血竭汤以清热、消瘀、止血，疗效满意。如夹有感染发热者，常以第一方合银甲煎剂；少腹痛甚，加延胡、川楝子、乌药；淋漓持续旬余仍量多者，加黄芪、阿胶、侧柏炭。如有肝肾阴虚现象的，多以知柏地黄汤合左归饮取效。

（三）癥瘕

一般以血积而坚着不移的为癥，属血分病；气聚而移动不固定的为瘕，属气分病。但临床上也不能绝对以此来划分，有先因气聚，日久成积的；也有初起积块坚固，经治疗后能移动的。下面介绍常见的几种病症。

1. 血癥

是瘀血积块在腹腔内，逐渐形成，由小而大，不会移动，癥块部疼痛拒按。平时腹胁间常感胀痛，内热心烦，肌肉逐渐消瘦，皮肤逐渐枯燥、粗糙，体倦乏力，食欲不振，月经不按时来潮，或闭止不行。脉象沉涩，舌质或舌边有紫暗气及紫斑点明显。

治法常从血府逐瘀汤、少腹逐瘀汤、膈下逐瘀汤选用一方，随证加入大黄䗪虫丸。身体虚弱的，不能常服逐瘀方，则在十天中服逐瘀方七剂，另服八珍益母汤三剂；或在逐瘀方中酌加参、芪、归、芍，用攻补兼施的方法，疗效较好。

有少数病例，腹中无明显癥块，仅觉胀痛时作，腹部有重坠感，心胸烦热，或皮肤干热，经行不畅，或一两月不潮。这是瘀血初步形成之候。凡产后恶露不排尽，或产后性交过早，或月经未净而性交，以致应行的恶露和经血瘀滞，多见此证。治疗常用香草汤或养血通经汤；瘀积较重的，也可用少腹逐瘀汤加大黄䗪虫丸。

2. 肠覃、石瘕

肠覃、石瘕是古代的病名，也属于癥瘕一类。它的实际病症，肠覃考虑是胞脉积水或囊肿，石瘕考虑是胞中肌瘤或息肉。

（1）**肠覃**：本病成因，多由寒气夹水湿结于胞脉（胞宫的脉络）。其肿块初起如鸡蛋，仅觉下腹部有小块，以后逐渐增大，如怀孕之状。肿块按之虽硬，但推之能移动。由于肿块留着部位在胞脉，不是在胞宫内或宫颈，所以月经照常来潮；腹部虽有胀坠感，但疼痛不明显。治法：古方如桃仁承气汤及桂枝获茯苓丸，均能消炎性肿块及血肿块。近来介绍的输卵管积水方及卵巢囊肿方，对本病的治疗，提供了新的有效方法。

（2）**石瘕**：本病的成因及症状与肠覃不同。积块的内着物是寒气搏结瘀血（不是水湿），瘀积的部位在胞宫或胞门，月经当然闭止不来，腹部随瘀结的增大而增大，其胀痛当然也随之增剧。这完全是宫腔内积瘀而成，甚或有时要考虑是"死胎"。治法，一船用石瘕方酌加苏木、牛膝、桃仁、穿山甲。

3. 子宫肿瘤

子宫肿瘤就是子宫上生了多余的小瘤。一船皆为良性，生长很慢，但亦有癌变的可能，凡是在几个月或一二年内迅速生长者，即应考虑，否则恐其危害生命。

子宫肌瘤的体积大小不等，可以生在宫腔内，也可生在子宫外面，成为挂在腹腔内的肿瘤。本病多发生在 30 岁以上的妇女，患者不容易受孕，受了孕也容易流产。

症状：子宫局部充血，月经量特别多，有的伴下腹坠痛，白带增多。脉象弦细，舌质暗红。

治法：常用桂枝茯苓丸加三棱、莪术、茴香、川椒、昆布、刘寄奴，煎汁送大黄䗪虫丸（分吞）12 克。最近报道，祛瘀消癥汤治疗子宫肌瘤有可靠的疗效。

本病宜用祛瘀、软坚、消症之药，汤丸并进，连服两三个月，可以逐渐软化消除。如肌瘤大于鹅蛋以上的，须采用手术摘去。

4. 子宫颈癌

本病多出现在绝经期前后，初起症状不明显，往往在中后期加重转剧，所以必须早期诊断和治疗。

症状：初期有不规则的阴道出血，量或少或多，白带腥厚，有时如水样；中期阴道出血较多，白带如水样，或如米汤，或带血液，有恶臭，常觉头晕乏力，身体消瘦，有时低热；后期阴道出血更多，白带阵下，恶臭更甚，下腹疼痛，其痛放射到大腿上或背部，全身呈衰弱状态，发热不退，大便秘或泄泻，小便频数而刺痛，脉象多弦涩，或细数，舌质暗红，苔黄腻。

治法：按照各地经验介绍，结合临床所常用的，初期宜清热解毒，理气活血，用侧柏樗皮汤去川连，加银花、丹皮、白蔹、墓头回、石见穿、蜀羊泉、白花蛇舌草、半枝莲。中期清湿热为主，佐以养阴，用知柏地黄汤去萸肉，加白蔹、墓头回、蜀羊泉、白花蛇舌草、半枝莲。后期以清热坚阴为主，兼调理肝肾，用六味地黄汤加当归、白芍、蜀羊泉、白花蛇舌草、半枝莲。

根据临床应用，宫颈癌不论哪一期，蜀羊泉、白花蛇舌草、半枝莲三味中草药，都必须加入。此外还有随证加减：如阴道流血多，初期加地榆、贯众炭、茜草炭、旱莲草，中后期加龟板、炒阿胶、陈棕炭、参三七末。阴道出血，色瘀成块，小腹胀痛，加延胡索、川楝子、香附炭、失笑散。带下恶臭，绵绵不绝，加鸭跖草、山栀子、苡仁、䕡休、制大黄；舌苔白腻，加苍术、白芷。少腹内肿块坚硬不消，加海藻、昆布、山慈菇、大贝母、制山甲、夏枯草。腹痛连髀腿，加炙乳没、五灵脂、地鳖虫、天仙藤、络石藤。大便不畅，属血虚便秘者，加麻仁、瓜蒌仁、制首乌、决明子。尿频、尿急尿痛，加猪苓、金钱草、滑石、石韦。气血两虚，加党参、黄芪、当归、生地、杞子。

（四）潮热骨蒸

本病有虚证和虚中夹实的不同。虚证多系阴精不足、液耗热蒸所引起；虚中夹实多系本体阴虚，在月经后或产后受生活（主要是性生活）、情志的影响，致少量瘀血内着——留瘀的部位或在腹腔，或在奇经八脉中的冲、任、督、带，或因内外损伤而留瘀在某一脏器及经络，积瘀化热，都能导致潮热骨蒸。

本病症状由轻微到明显，在妇科中多伴发月经及带下病，并有显而易见的阴虚证和瘀血证。临床常见的证型和治法如下：

1. 阴虚骨蒸

证见形体瘦削、食欲如常，多动则头晕轰热，两颧发红、口干、心烦、手足心及大关节间发热，其热感觉从骨里蒸发而出，体温无显著增高，用手按皮肤则颇灼热，每天上午清爽，下午及前半夜烦热，有时夜间盗汗。脉象在发热时细数，在不发热时则细弱，舌质呈浅深不同的干红色。治法：一般用五蒸汤去葛根、石膏，加鳖甲、地骨皮、平地木、红枣，或杞菊地黄丸作汤，加五味子、地骨皮。

2. 阴虚血痹骨蒸

有上述阴虚症状或不完全具备，多数伴见瘀血证。如腹部隐痛，痛的时日以月经前或月经期这几天为甚；有的痛处有癖块，有的伴腰脊酸楚，腿部发凉。月经瘀暗，量涩少或不潮，周身皮肤粗糙干热，目眶下有黑暗晕，口燥不渴，脉象多细涩不调。病程日久的舌质呈紫暗或舌有紫斑点。治法：常用十全育真汤加大黄䗪虫丸（包煎）15 克。

（五）干血劳

本病是潮热骨蒸进一步的发展，是贫血和瘀血交织在一起的一种慢性病（习惯上叫"干血劳"）。有的先贫血，而后脉络中干血瘀滞，有的由瘀积而继发贫血。

临床见证：面色枯萎少华，甚则周身皮肤干燥萎黄，四肢倦怠无力，时时欲睡，筋骨酸痛，为本病的特征。口燥舌干，食欲减退，目眩耳鸣，便秘，甚则咳嗽潮热，肌肉瘦削，脉象细数而涩，为本病的进展，至月经闭止则病势更甚。

贫血和瘀血的症状虽同时并见，或先后发现，治法都必须分清主次。如贫血证为主而伴见瘀血的，常以人参养荣汤或拯阴理劳汤去五味子，加桃仁、红花；如瘀血证明显，而贫血证不明显的，常以十全育真汤加大黄䗪虫丸治疗。

本病与月经病、经闭症中"血虚夹瘀经闭"的证候，病因病机相同，其症状的主次却不一致。本病是以血虚夹瘀为病因，同时亦以血虚夹瘀所出现的症状为特征；"血虚夹瘀经闭"是以月经闭止为主证，而血虚夹瘀是引起经闭的因素。由于两种病症有这些同中之异，因此，治疗的侧重点有出入。

（六）脏躁

脏躁是古代的病名，病因由于心、肝两脏阴液亏耗，而出现烦躁不安、性情抑郁、多疑善怒等精神症状。实际是一种发作性的精神病，以女性患者为多，故列入妇科杂病中。发作时自觉性惰，烦闷急躁，无故叹气或悲伤欲哭，甚则四肢抽搐，但面色不苍白，意识亦不完全消失，故与癫痫不同，现代医学称为癔病。脉象多弦细而数，舌质红或舌边尖红，舌苔薄滑或少苔。

治疗方法：常用甘麦大枣汤合逍遥散。头晕加石决明、白蒺藜，胸闷加老苏梗、合欢皮、石菖蒲，失眠加辰茯苓、夜交藤、酸枣仁，心悸加紫石英、磁石、龙骨，便秘加生首乌、山海螺、柏子仁，痰多加半夏、陈皮、白金丸；久病体虚加河车大造丸。这些都是从临床上验证而来，疗效多较可靠。

（七）常习头痛

即神经性头痛，痛在前额或后脑，有的蔓延于整个头额部，甚至影响于颜面。痛的情况像钻刺、像刀割，施以揉擦按摩，可暂时缓解，但不久又发作，精神很感苦恼。病因由于血虚或肝阳上亢所致，部分患者因肝热兼夹有瘀血的，也不在少数。辨证施治加下：

1. 血虚头痛

其痛绵绵不息，隐隐不甚，伴心悸、力弱、晕眩、面色少华，夜卧少寐，脉象多弦细。常用方为归脾汤、养心汤、杞菊地黄丸，随着血虚的情况而出入加减，以治痛的原因为主，连服半个月，多有疗效。

2. 肝阳上亢或气郁血瘀头痛

刺痛时较多。肝热盛则颜面潮红、心烦、头晕、口干、大便不畅；气郁则胸闷，头胀；瘀血为患的，月经将潮时头痛更厉害，脉多弦数有力，多见弦涩脉。常用血府逐瘀汤加桑叶、菊花，便秘加制大黄，气郁加沉香末、乌药。

（八）更年期综合征

病因及症状：妇女在45～50岁绝经年龄（即更年期），因生理情况的变化，心肝脾肾及冲、任脉都起了一些变化，在身体上当然要出现某些不适。主要表现在月经的紊乱，经量的或多或少，以及起居眠食、性情活动等方面，也会有一些异常感觉。大多数妇女没有感觉到其他全身症状，但有少数妇女，出现一些气阴不足的证候，如烦躁易怒，烘热汗出，头晕目眩，心悸失眠，耳鸣，健忘，口干咽燥，纳食无味，腰酸背疼，精神易疲，或皮肤有异常感觉，或血压偏高。此即所谓"更年期综合征"的证候群。由于心肝脾肾内在的阴阳失调，因此，自然而然地会出现肝肾阴虚，或脾肾阳虚，或肾虚肝旺，或肾阴肾阳两虚等症状。

治法：一般在辨证分型的基础上进行治疗。①肝肾阴虚者，常用滋肾柔肝的滋养冲任方。②脾肾阳虚者，常用温肾扶脾的温养冲任方。③肾虚肝旺者，常用滋肾清肝的知柏地黄汤。④肾阴肾阳两虚者，常用补肾温阳、调益冲任的二仙汤。根据临床验证，上述治法，通过随证加减，疗效确好。

（九）腹部手术后症状

妇科的腹部手术，主要为剖腹产、子宫或卵巢因肿瘤而切除、子宫外孕及输卵管结扎等。由于腹部手术时，机体全身或局部受到麻醉，子宫或附件受到手术的刺激，冲、任、督、带脉也受到不同程度的影响。青壮年体质较好的，大部分能够适应，恢复也比较快；少数中年以上体质较差的，或内脏气血方面原有某些疾患的，就会出现这样或那样的证象。其症状首先为胃肠气滞，脘腹胀满；接着由气滞而血瘀，气血郁滞，势必导致某一经络壅阻，进一步使有关脏腑功能失调，从而出现轻重不同的后遗症。常见的为下列两种：

1. 腹部胀气

据妇产科病房会诊观察所得，凡剖腹产、子宫或卵巢切除及子宫外孕等手术后，患者多出现轻重不同的腹胀或腹部胀气。其病因已如上述，治疗一船采用排气汤或扶正理气汤。用排气汤时，酌加党参、当归、白芍、红枣，以照顾气血的不足。并按照宁波慈城医院报道（《浙江科技简报》1972年3期）随症加药。扶正理气汤选用上虞人民医院2号方（《浙江科技简报》1973年3期）及南京铁道医学院附属医院方（《新医药学杂志》1975年9期），根据患者大便秘结程度，生军及番泻叶全用，或只用其一，或适当减其剂量。

2. 腰酸、少腹掣痛

本证多见于原来气血失调的患者，不过手术后更明显。常觉少腹部有掣痛感，伴腰酸，时轻时重，食欲减少，体力易疲，轻者逐渐缓和而消失，也有持续两三个月或半年才消失的。其病因多数是气滞血瘀，有偏于气滞的，有偏于血瘀的，日久则往往伴发脾胃虚弱或肝肾不足等兼证。

治法：以原因疗法为主，对证疗法为辅。①偏于气滞的，酌用六磨饮。②偏于血瘀的，酌用琥珀散。③日久脾胃虚弱的，用香砂六君子汤合归脾汤。④肝肾不足的，用左归饮合斑龙丸。⑤伴发慢性炎症的，用扶正理气2号方加黄芩、当归、白芍。其中食欲不振的，加檀香片、炒谷芽、红枣；腰酸明显，加鸡血藤、川断、补骨脂；有月经不畅现象的照血瘀用药；月经过多或白带多的，各按其本证施治。

（十）子宫脱垂

本病多发于产后，或生育过多，耗损肾气，胞脉松弛而致子宫脱垂。在过劳、剧咳、排便用力太过等情况下，常可引起反复发作。

常用治法，以补中益气汤为主。有的患者肾气亏耗明显，伴见腰腿酸软，小便次数增多，一般加熟地、菟丝子、金樱子、萸肉以补肾固涩。有的患者伴阴道局部糜烂，分泌物增多，常加龙胆草、车前子、银花以清热利湿。

单方用枳壳60克，每日以30克水煎浓汁，和白糖服，另30克煎汤熏洗。又方，金樱子根500克，水煎浓汁服。

（十一）子宫外孕

本病诊断主要依靠典型病史与妇科检查。一般多在停经两个月内发病，有早孕反应（如食欲不振、食后恶心等），以往可有不孕史及慢性盆腔炎病史。发病前常感觉一侧少腹隐痛，一二星期后突然转为剧痛，痛时迫及肛门，有下坠感，阴道有出血而量不多（如经漏），或可排出完整的蜕膜组织。这就是宫外孕初步破裂的征象。

临床表现可分为三型：

1. 休克型

由于宫外孕新鲜破裂，内出血严重，可出现气随血脱的虚脱现象，伴阵发性剧烈腹痛。主要脉症为：①体温低落、全身发凉，甚或四肢厥逆；②呼吸微弱，胸闷心慌；③遍身冷汗出，严重的大汗淋漓；④脉象细弱无力，或微弱而数；⑤舌质及唇色淡白，舌苔薄白，面部及手掌均苍白色。

治疗方法：必须中西医结合，先以抢救休克为主。中药常用参附汤或参附汤合宫外孕一号方随证加药；凤阳方加减，疗效亦显著。虚脱现象危急的，参附用量要重（一般用红参9克，乌附块9克）；大汗不止，加萸肉、龙骨、煅牡蛎；内出血不除，少腹胀痛，加参三七粉、艾叶炭、煅花蕊石。

2. 不稳定型

休克症状已缓解，内出血亦止，但仍有再度内出血可能。临床常见的症状为：①腹部包块形成，下腹部阵发性疼痛，时轻时重；②脘腹胀满，影响食欲，大便不解或解而不畅，形成胃肠积滞的腑实证；③阴道有少量出血或不出血；④瘀血化热，伴发感染，体温增高，包块部刺痛，大便秘结；⑤瘀血不化热，腹胀隐痛，口淡无味，大便不畅，形成气血凝滞的寒实证。脉象一般多弦细；胚胎存活的，脉弦滑；瘀血化热的，脉弦滑数大；寒凝血瘀的，脉沉弦细涩。舌质一般淡而不红润，苔薄腻；寒实证的，舌苔白腻；伴感染发热的，舌苔多薄黄或黄燥；实热结滞的腑实证，舌苔多见黄厚。

治疗方法，一般用宫外孕一号方加当归、延胡索；如包块明显，曾有过内出血而无休克现象的，用宫外孕二号方，随症加药；如患者身体素弱，又经过大量内出血和严重休克的，用凤阳方，随症加药。

3. 包块型

症状与不稳定型大致相同，特点在于无胚胎存活，可以不考虑再次内出血。常用治法为消补兼施，根据患者体质的虚实程度，以凤阳方或宫外孕一号方为主。瘀块轻则加红花、制军、地鳖虫，重则加三棱、莪术、制山甲、山羊血，补气加人参、黄芪、山药，益血合胶艾四物汤，疏调胃气合香砂六君子汤。

诊治要点；①本病诊断方面，需与急性盆腔炎及流产作鉴别，从有无早孕症状、体温高低、腹痛缓急及阴道出血状况等进行分析，列表鉴别如下：

	宫 外 孕	急性盆腔炎	流 产
早孕症状	有	无	有
体温	低于正常或稍高	高热	一般正常，有感染的例外
腹痛	急性发作，局限于一侧或蔓延至全下腹，伴有休克现象	较轻，缓起，无休克现象	来势缓和而较轻，位于下腹中央，伴有阵发性宫缩
阴道出血状况	量少、褐色，仅有蜕膜组织排出	阴道有脓性或少量血性分泌物排出	量较多、红色、有血块，排出物有胚胎成分

②治疗方面，凡气血虚弱，包块较大较硬的，选用宫外孕方；气血已虚弱，包块不大不硬的，选用凤阳方。其中以气血是否虚弱为前提，结合包块大小及伴发症，随症加药。或攻补兼施，或侧重于补，或侧重于攻，是治疗宫外孕的大法。

（十二）不孕症

不孕症有先天性（生理缺陷）的，有后天性（病理变化）的，临床中以病理变化的不孕症为常见。病理变化不孕症的原因，沈氏《女科辑要》把它概括为两种：一是本体虚而不受胎，二是本体不虚而不受胎。所谓"本体不虚而不受胎"，王孟英阐述为"有病而碍于孕育"。根据临证所见，体虚不受胎的，多属于脾肾阳虚或肝肾阴虚二因，有病而碍于胎孕的多属于寒客胞宫、痰湿凝聚、肝气郁滞及瘀血留着等四因。

1. 肝肾阴虚

证见头晕耳鸣，腰腿酸软，咽干颧红，有时盗汗，五心烦热，两少腹时作酸疼，月经不调，甚则不孕，脉细数，舌红少苔或无苔。治宜左归丸，作汤服。

2. 脾肾阳虚

四肢欠温，腰腿部有冷感，身体倦怠，食少腹胀，便溏，月经后期，色淡量少，时下清稀的白带，脉细弱，舌质淡，边有齿印，苔薄润。治宜右归丸合斑龙丸加减。

3. 寒客胞宫

平时少腹冷痛，月经将潮时腹痛更剧，经期错后，色淡，量不多，腰腿酸疼或筋挛，全身有畏寒感，脉沉弱或沉细，舌质淡，苔薄润。治疗常用艾附暖宫丸合温胞饮。

4. 痰湿凝聚

多见于体胖湿滞之体，白带稠黏，绵绵不已，月经后期，色淡，腹胀，脉濡缓。治疗常用启宫丸加白术、当归。

5. 肝郁不孕

主要证候为经前胸胁胀闷不舒，乳房胀病更甚，心烦易怒，性情急躁，精神多抑郁。经期过后，这些症状逐渐减退或消失，下次月经前又规律性地发作，脉多弦细而数。治疗常用疏肝理脾汤加减。

6. 血瘀不孕

下腹部常隐痛，经行时腹痛更甚，经色紫暗瘀滞，排泄不畅，目眶周围呈暗黑晕，舌边或舌面有紫斑，脉弦细而涩，或沉弦有力。治疗常用少腹逐瘀汤合香草汤，每逢月经期服 5～7 剂，连服三个月经周期。

以上虚实两类、六个证型，辨证施治一般有效。如本体既虚，又有病而碍于孕育的患者，病因虚实夹杂，治疗效果较缓慢。这类虚实夹杂的不孕症，多数反映在子宫内膜结核，用药必须治病与补虚统筹兼顾，同时又要分清主次，按照上述治法随症加减。连服三个月，第一个月每天服药一剂，第二、三个月隔天服药一剂，以渐取效。

（十三）避孕法

凡妇女体弱多病（特别是心脏病或肾脏病），不宜生育，或已有子女，属于计划生育对象的，都应积极采取避孕法。中医中药的避孕方法，文献记载及报导很多，这里从《中医药文摘汇编》（1968 年江西中医学院编）筛选两条备用。

1. 针灸避孕

以针灸石门穴为主，刺入五分，留十呼，灸二壮。或针石门及三阴交，觉有胀感后，留针 10 分钟，每周针一次，连续进行五次。或针石门、三阴交、合谷穴，用强刺激法，留针 10 ~ 15 分钟，每月行经干净后开始，每天一次，连针三次，连续进行三个月。

2. 按压避孕法

穴位关元穴。方法：每次性交后，妇人自己用右手中指尖重按脐下三寸关元穴，能使精液流出，起到避孕效果。

下编 方药部分

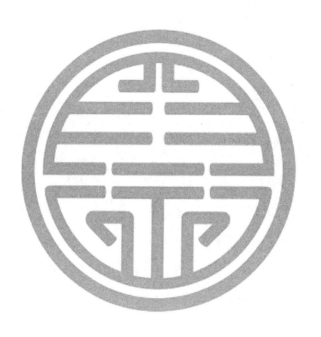

一、月经病方

1. 清经汤(《傅青主女科》)

【药物组成】熟地、丹皮、青蒿、地骨皮、黄柏、白芍、茯苓。

【适应证】适用于肝肾热盛，血不甚虚，月经先期而出血量多者。

【临床运用】本方以清肝肾、凉血热为主，熟地应改为生地，用量24～30克，丹皮须炒用（如丹皮缺货，可改用白薇）。加龟板、旱莲草、黄芩，疗效更好。如平时咽干、舌红、大便秘结的，再加玄参、知母；出血量多，加地榆、侧柏叶炭。

2. 两地汤(《傅青主女科》)

【药物组成】熟地、地骨皮、麦冬、白芍、玄参、阿胶。

【适应证】适用于肝肾阴虚内热，阴血已耗，月经先期而出血量不多者。

【临床运用】本方以滋肝肾、养阴血为主，一般用于清经汤证兼有阴虚内热现象，月经先期在三个月以上，每次提前而淋漓难净。如胃纳健旺，熟地、阿胶用量可以加重，否则须斟酌；如月经每次先期，而又淋漓日久不净，可加炒蒲黄、海螵蛸，或用茜草炭、生地榆。

3. 归脾汤（严用和《济生方》)

【药物组成】党参、黄芪、白术、当归、炙甘草、茯神、远志、酸枣仁、广木香、龙眼肉、红枣、生姜。

【适应证】本方为补益心脾及补血养血之专剂，熟地、白芍可相应加入。如因肝气郁结伤脾，致脾不统血而月经先期的，原方加柴胡、绿萼梅、炒白芍；如月经过多，淋漓不止，原方加五味子、黄肉、莲须、牡蛎、血余炭。方中远志、当归应除去不用（《济生方》原无远志、当归，明代薛立斋加入后，沿用至今)。

4. 人参养荣汤(《太平惠民和剂局方》)

【药物组成】党参、白术、茯苓、熟地、当归、白芍、肉桂、黄芪、远志、五味子、陈皮、生姜、红枣，炙甘草。

【适应证】适用于因月经长期失调，引起五脏俱虚，特别是心、脾、肺、肝不足，神疲、少气、力弱，经量过多或过少，或淋漓日久不止，伴有低热、畏寒、心悸、失眠、食欲不振、大便溏薄等。

【临床运用】本方有补虚弱、益气血之功，药力比归脾汤强，疗效更是多方面。既可用于月经不调所引起的慢性衰弱症，也可以用于因内脏衰弱而引起的月经不调，及各种虚性出血或产后气血两亏，或肿瘤后期所出现的各种伴发症。但肝肾阴亏，脉细舌红者，方中温燥药（如肉桂、生姜）必须除去，改用杞子、平地木，陈皮改用佛手柑，远志改用枣仁，比较稳妥。

本方是八珍汤（人参、白术、茯苓、甘草、地黄、白芍、当归、川芎）的如减，是圣愈汤（人参、黄芪、地黄、白芍、当归、川芎）的加味，更是四君汤（人参、白术、茯苓、甘草）和四物汤的发展。正因为在这些方子基础上化裁而成，所以尝用于妇科病的气血虚弱证，疗效可靠。

5. 圣愈汤

【药物组成】党参、黄芪、地黄、当归、白芍、川芎。

【适应证】常用于气血不足的月经后期及月经量少色淡，伴见虚弱症状者。

【临床运用】本方是四物汤加参、芪，与人参养荣汤各有效用。养荣汤为养血益气的温补剂，圣愈汤为益气养血的平补剂。取用时以此为准。方中参、芪是气分药，助脾胃之阳；地、芍、归、芎是血分药，助脾胃之阴。凡妇女月经后期、量少、色淡，病从下焦冲任而影响中焦脾胃者，最为适宜；由于脾不统血而渐成漏下淋漓者，也有疗效。但前者须加川续断、杜仲、鸡血藤，后者须加阿胶、艾叶炭、鹿角霜。至于地黄之用生、用熟，芎、归之或加或减，则按照病症而决定。

6. 温经汤(《妇人大全良方》)

【药物组成】党参、肉桂、当归、川芎、芍药（酒炒）、莪术、甘草、丹皮、牛膝（酒炒）。

【适应证】下焦寒气凝滞的月经后期或痛经，经来有瘀块。

【临床运用】本方温而不燥，攻而不峻，补而不腻，是温经活血的有效方。但必须适当加减，以加强疗效。首先应除去丹皮，加吴茱萸或小茴香；如腰腹觉有冷感，加细辛、续断、补骨脂；腹胀痛而经滞，加香附、益母草，或桃仁、红花；经来不畅，色瘀有小块，腹痛拒按，加蒲黄、五灵脂、延胡索。其中，芍药与牛膝必须酒炒，因这两药药性阴寒，对寒证凝滞的月经后期证不适宜，酒炒可制其寒性。

7. 大营煎(《景岳全书》)

【药物组成】熟地、当归、枸杞子、炙甘草、杜仲、肉桂、炒牛膝。

【适应证】精血亏损，经迟血少，腰膝筋骨疼痛，或血气虚寒，下腹部隐痛而不属于瘀血者。

【临床运用】本方为血分的温养剂，能增加血液，促进血行。除适用于上述症状外，如伴见腹痛带多，加补骨脂、菟丝子；有气虚现象，加党参、黄芪。

8. 少腹逐瘀汤(《医林改错》)

【药物组成】小茴香、干姜、延胡索、没药（包煎）、川芎、当归、赤芍、肉桂、生蒲黄、五灵脂（炒、包煎）。

【适应证】瘀血内结的月经后期，小腹积块疼痛，或有块而不痛，或疼痛而无块，或小腹胀满，或经前腰酸腹胀，或月经淋漓难净等。

【临床运用】本方为血分的温运剂，功能活血化瘀，消下焦少腹之瘀。应用时可酌加桃仁、红花。如伴见肝气瘀滞，加柴胡、广郁金、青皮；腰酸，加杜仲、川续断；如体质属于气血不足者，可酌加党参、黄芪、鸡血藤、枸杞子；有热象，减去肉桂、干姜；食欲不佳，五灵脂、没药须少用，因这两味药能影响食欲。

9. 香草汤（上海陈氏经验方）

【药物组成】制香附、益母草、鸡血藤、当归、泽兰叶、川芎、柏子仁、红糖。

【适应证】月经后期因气滞血瘀而引起者。

【临床运用】本方有养血活血、行气化滞之效，常用于月经后期的轻浅证及病人体质较虚弱者，药力比少腹逐瘀汤缓和。如体质较好，证见腹胀有块，疼痛拒按，可于本方中加牛膝、莪术、红花，以行血化瘀，不伤正气，用之多效。如由于先天不足，发育不健全而引起月经后期或经闭，则非本方所宜。

10. 资生通脉汤（《医学衷中参西录》）

【药物组成】炒白术、生山药、生鸡金、山萸肉、枸杞子、白芍、甘草、桃仁、红花、玄参、龙眼肉。

【适应证】经闭由于肝脾不足，伴见眩晕力弱、食欲不振或潮热。

【临床运用】本方着重于补益肝脾，活血脉，通经络，使血气资生，经闭自通。如潮热明显，加生地、地骨皮、青蒿；伴见咳嗽，加川贝、枇杷叶；大便溏泄，去玄参、桃仁，加茯苓、菟丝子；便泻不止，可于服药之外，再加生山药 30 克，研粉煮粥，入打散的鸡蛋黄两枚，用作点心，服二次，泻止后停服；大便干燥，加当归、生首乌、桑椹子；汗多者，加重萸肉用量，再加陈小麦、生牡蛎各 30 克；肝气郁结，胸胁胀满，加生麦芽、川芎、莪术、玫瑰花。本方连服 10～15 剂后，如症状渐除，月经不至，可于方中加地鳖虫 5 枚，红娘子 10 枚。服本方时，鸡血藤可经常加入，山萸肉可以减轻用量或暂用。

11. 调元汤（《医方简义》）

【药物组成】熟地、阿胶、白芍、当归、茺蔚子、泽兰、杜仲、天冬、鹿角霜、龙眼肉。

【适应证】奇脉亏损，月经闭止不潮，伴肢节酸痛，腰痛，腹隐痛，头晕心悸。

【临床运用】本方有补血活血及温养之效，应去天冬，加续断、鸡血藤。气滞腹痛，加延胡索、天仙藤；心悸加茯神、龙齿；腹胀痛，有瘀征，加红花、桃仁；有脾肾阳虚症状，可与斑龙丸合用。

12. 斑龙丸(《医统》)

【药物组成】鹿角霜、鹿角胶、菟丝子、补骨脂、柏子仁、熟地、茯苓。

【适应证】肾阳不足，腰酸，畏寒，腿胫乏力，白带多，月经后期，量少色淡，甚或经闭不潮。

【临床运用】本方有温补肾阳之效，凡肾阳虚的月经稀少或闭经、白带清淡量多、无排卵型功血，以及由于肾阳虚的不孕症，均可随证选用。但肾阴不足或肝肾阴亏的患者忌用。

13. 养血通经方 (上海验方)

【药物组成】山楂 30 克，当归、山药各 15 克，白术、枸杞子、龙眼肉各 12 克，丹参、泽兰、赤芍、凌霄花、刘寄奴各 9 克。

【适应证】适用于血虚夹瘀的闭经或月经后期。

【临床运用】本方功能养血活血，调理脾胃。据《上海中医杂志》1965 年第 10 期报道，曾治愈经闭 31 例，疗程最长的只服药 8 剂。加减法：气虚加生黄芪；血虚加熟地；血瘀加生鸡金、地鳖虫、制大黄；脾胃虚的重用白术、山药，加鸡内金；肝气郁结，加柴胡、制香附、生麦芽。

14. 大黄䗪虫丸(《金匮要略》)

【药物组成】大黄、䗪虫、水蛭、虻虫、蛴螬、干漆、赤芍、桃仁、杏仁、黄芩、生地、甘草。

【适应证】妇女经水不利，血闭癥瘕，腹部胀痛拒按等血瘀积块症。

【临床运用】本方破血行瘀、消癥块，习惯上应用于妇女血瘀经闭，面色晦暗，皮肤干燥，肌肉瘦削之干血痨症，有一定疗效。曾试用于轻度子宫肌瘤、卵巢囊肿及包块型宫外孕的腹腔陈旧瘀血块，都收到不同程度的化瘀消癥之功。本方一般作丸剂服，中药店有成药供应。服法，用养血通经汤送服，每次9克（捣碎为末服，容易消化），一天两次，或用丸药15克，纱布包，入汤剂中煎服。服用期大致以半个月为一疗程，也可以连服一个月（最好服药五天，停药一天，这样间歇服用，使胃有休息机会），一般须服 3~6 个疗程。

15. 清热固经汤(《简明中医妇科学》)

【药物组成】生地、地骨皮、龟板、牡蛎、阿胶、地榆、炒山栀、黄芩、藕节、陈棕炭、生甘草。

【适应证】血热崩漏，脉弦数，舌质红，苔黄。

【临床运用】本方有清热、凉血、止血之功，为两地汤（已见前）、固精丸（龟板、黄柏、樗白皮、制香附、黄芩、芡实、白芍）的加减剂。如血热而气虚的，加沙参、黄芪；口渴加知母、玄参；实热而大便秘结的，去阿胶、棕炭，加醋炒大黄，疗效比原方更好，往往大便通畅，实热清除，而崩漏渐止。由于崩漏乃子宫出血，如大便秘结，欲便不得，势必努力挣大便，腹压增加，子宫当然也受压力，出血就不会停止。醋炒大黄在本方的使用，一面能清热凉血，同时也包含润大便以减少子宫出血的可能性在内。

16. 逍遥散(《太平惠民和剂局方》，附：丹栀逍遥散)

【药物组成】当归、白芍、白术、柴胡、茯苓、甘草、薄荷、煨姜（后两味药，调理月经可以用，治血崩用量宜少）。

【适应证】①肝郁血虚，头胀，两胁胀痛，月经不调，乳房作胀，脉弦而虚；②肝胆郁热，致血妄行，崩漏淋漓，或赤带。

【临床运用】本方有疏肝和营、调经散郁之效，广泛用于妇科月经不调、崩漏、带下及肝气郁结等证。运用法举例如下：①月经量多，头目昏眩，为血虚肝热，加丹皮、栀子，即丹栀逍遥散；崩漏不止，再加炒蒲黄炭、血余炭、醋炒大黄、醋炒香附；②月经先期、量多、色鲜红，为虚热伤阴，加生地、龟板、玄参、知母；③月经后期，量少，腹痛有块，为气血郁滞，加香附、延胡索、川芎、玫瑰花；④经期（多数在月经将行之前）乳房胀痛，为肝气郁结，加青皮、橘叶、路路通、苏罗子；⑤月经淋漓不净，心烦，头晕，五心烦热，加生地、龟板、黄柏；⑥带下赤白，为湿热入胞中，去生姜，加樗根皮9克，黄柏炭4.5克，贯众炭9克；⑦尿急尿频，尿时尿道有痛感，为湿热下注膀胱，去生姜、薄荷，加龙胆草、泽泻、木通、滑石，便秘加大黄。

17. 六味地黄丸（钱仲阳方，附：杞菊地黄丸、知柏地黄丸）

【药物组成】熟地、山萸肉、山药、泽泻、茯苓、丹皮。

【适应证】①肝肾虚热所引起的咯血、衄血、尿血、子宫出血、带下，或尿急尿频；②阴血不足所引起的晕眩、耳鸣、自汗盗汗、五心烦热、腰酸腿软等慢性衰弱症。

【临床运用】本方为平补肝肾的调理方，一般用丸药。在治疗上述疾患时，应改作汤剂，以加强药效。运用法举例：益血养阴，地黄为主（血热用生地，阴虚用熟地）；滋肝养血，山萸肉为主；健脾止带，山药为主；清下焦湿热，茯苓、泽泻为主；清肝凉血，丹皮为主。所谓主药，是药用量按常量加五成。例如地黄用量一般为15克，加五成可用到24克；山萸肉用量一般为9克，加五成可用到12~15克。余药类推。

《新中医》1973年第5期介绍，用六味地黄汤去泽泻，加旱莲草、侧柏叶、莲蓬炭、益母草、肉苁蓉、龙骨、牡蛎，治阴虚血热崩漏，极可取法。至于随证加减的成方相当多，在崩漏方中所引用的，为：①杞菊地黄丸（《医级》方），即六味地黄丸加杞子、菊花，适用于肝肾阴亏，头晕目眩，潮热盗汗，子宫出血，淋漓不净。临床运用，山药、茯苓可减去，酌加玄参、龟板、女贞子、旱莲草，并适当加重山萸肉的用量。②知柏地黄丸（《医宗金鉴》方），即六味地黄丸加知母、黄柏，功能清滋肝肾，以清肾热为主，适用于阴虚火旺的子宫出血，时多时少，或断或续，或赤白带下，腰腿酸疼，而腹部无胀痛感。③左归饮（张景岳方），即六味地黄丸去丹皮、泽泻，加杞子、炙甘草。滋养肝肾的作用比六味地黄丸专一，而清血热之功则偏小。如治肝肾虚热的崩漏证，丹皮、泽泻仍应加入，再加知母、黄柏及与地黄等量的龟板，并酌加侧柏叶、女贞子、旱莲草、莲蓬壳、地榆等清热止血药。

18. 固本止崩汤（《傅青主女科》）

【药物组成】红参、熟地、白术、黄芪、当归、炮姜。

【适应证】气虚崩漏，出血不止，头晕目暗，神倦懒言，有休克现象者。

【临床运用】本方补气血以止崩漏，药力比较集中，用方时加阿胶、艾叶炭，疗效更可靠。必要时合人参养荣汤，去肉桂，加枸杞子、山萸肉，不但止崩效果好，且能促使气血恢复。也可酌加一二味止血药于本方中，达到固本止崩，同时兼顾。

19. 补中益气汤（李东垣方，附：举元煎）

【药物组成】党参、黄芪、白术、甘草、升麻、柴胡、当归、陈皮、生姜、红枣。

【适应证】①气虚不能摄血，而致崩漏、便血、尿血。②中气不足而下陷，致内脏下垂，胎位下垂，子宫脱垂或脱肛。③气虚血少而发热经闭，或胎前产后的疟疾、痢疾，或产后气虚下陷，小便失禁。

【临床运用】本方是一张著名的升补方，具有补气健脾、升举清阳的效用。尝用于中气不足、慢性消耗性疾病、慢性出血性病变等所引起气虚下陷的疾患。经验所得，本方在临床上有三大疗效：①中气不足的崩漏或月经淋漓、精神疲倦、动则心慌气短；②产后气虚发热，动则自汗，渴喜热饮；③气虚下陷之胎气下垂、子宫脱垂或胃、肾下垂，老年妇女重症肌无力型上眼睑下垂等。治胃下垂、子宫下垂，必须配枳壳或枳实 15～24 克，效果更显著。本方如不用升、柴，作用不显著。实验证明：本方对子宫及其周围组织有选择性收缩作用，并有调整小肠蠕动及肠肌张力恢复的作用，对营养机能有直接影响，与"补中益气"的复方性能是相吻合的。方中升麻和柴胡两味药对所配伍的其他药物，有明显的协同作用，并能增强这些药物的作用程度，尤其在肠蠕动方面（以上实验证明，摘自《新医药学杂志》1975 年第 8 期）。与本方作用类似而药味稍精简的，为张景岳的举元煎，只用人参、黄芪、白术、甘草、升麻等五药，治气虚下陷，血崩血脱，不能服当归、熟地等阴药，而但宜升补其气者。如兼见亡阳证候，应加附子、干姜；子宫大出血不止，加山萸肉、五倍子、龙骨、牡蛎。

　　这两张方，也有不适应的证候。如阴虚火旺、咽干少津、盗汗、失眠，或肝阳上升而头晕、头胀、目眩，以及其他上实下虚的病人，虽有崩漏疾患，都不能用这两张方。

　　20. 金匮肾气丸(《金匮要略》，附：济生肾气丸)

　　【药物组成】熟地、山萸肉、山药、泽泻、茯苓、丹皮、附子、肉桂。

　　【适应证】适应于肾阳不足的下列证候：①月经紊乱，崩中漏下，或经闭不潮，伴腰痛畏寒；②妊娠转胞，小便不利及产后尿潴留；③老年肺肾两虚的久嗽喘息；④寒湿脚气，从足到膝麻痹冷痛；⑤肾消（尿崩症）。

　　【临床运用】据上海第一医学院报道，本方治无排卵性"功血"，有可靠疗效。对阴阳俱虚者，按累及的脏器及阳虚程度，酌加杜仲、续断、狗脊、仙灵脾、仙茅、菟丝子、肉苁蓉、巴戟天、鹿角胶等。他们认为：凡肾阴不足的，宜滋阴，以六味地黄汤为主；阴虚阳亢的，宜养阴清热，以知柏地黄汤为主；阴虚肝旺的，宜养阴平肝，以杞菊地黄汤为主；心火上炎的，宜滋阴清心，以六味地黄场合泻心汤为主。对肾阳不足的，则以本方加味（见上）治疗（摘自《肾的研究》第 36 页）。这是崩漏运用本方的一个新发现。此外，本方加车前子、牛膝，名济生肾气丸，治肾阳不足，浮肿腰酸，小便不利，并治产后尿潴留（妊娠转胞禁用，因车前子、牛膝是滑胎药）。此外，对于老年肾阳不足、肾不纳气的喘咳，在发作期间，于本方中加五味子以收摄肾气，或再少佐麻黄以辛散痰饮，也很有疗效。治疗脚膝、腿胫麻痹冷痛者，一般用桂枝代肉桂，以温通经络。

21. 加减真武汤（温州第三人民医院）

【药物组成】附片4.5克，茯苓、党参、阿胶各9克，白术、白芍各6克，炮姜4.5克。

【适应证】阳微气虚的崩漏。证见出血量多，色淡质稀薄，心悸少气，头晕目眩，畏寒肢凉，面色㿠白或萎黄，或虚浮，服补中益气汤、归脾汤而不效者。

【临床运用】本方即真武汤原方加党参、阿胶，改生姜为炮姜，具有补气以摄血、助阳以和阴的作用。据温州市第三人民医院报道，本方常用于崩久血耗、阳不摄阴、气不统血之证。服两剂后，如出血量显著减少，尚觉心悸、怔忡、夜寐不安，可加麦冬、五味子，取合生脉散以阴阳双补，或加龙骨、牡蛎以镇心定悸。

22. 逐瘀止崩汤（《安徽中医验方选集》）

【药物组成】当归、川芎、三七、没药、蒲黄、五灵脂、丹皮、阿胶、艾叶炭、丹参、海螵蛸、龙骨、牡蛎。

【适应证】因血瘀而引起崩漏，证见漏下淋漓不止，或骤然下血甚多，色紫黑而有瘀块，小腹疼痛拒按（血块排出后，疼痛减轻）。

【临床运用】本方为胶艾汤合失笑散的加减剂，有祛瘀、止血、镇痛之效，特别是三七、没药、海螵蛸的加入，疗效更可靠。但川芎只用2.4~3克，约为当归的三分之一；三七用1.5~2.4克，研末，分两次于药前用温开水送服，效果比煎服好；没药、蒲黄、五灵脂三味，分别用纱布包煎，因药质本身混浊，容易碍胃，包煎则药汁较清，胃中容易接受。本方可连服3~5剂。

23. 祛瘀消癥汤

【药物组成】鸡血藤、猕猴桃根各30克，败酱草12克，红木香9克。

【适应证】子宫肌瘤的月经过多、血崩、漏下，伴白带增多，有时自觉下腹坠重，腹痛不明显，但有压痛，舌质微紫暗，苔多薄黄，脉见弦涩。

【临床运用】温州市中医院在 1973 年浙江省中医妇科临床经验交流座谈会上介绍了本方。方中鸡血藤补血活血，调经通络；猕猴桃根消肿散结；败酱草祛瘀散肿；红木香行血理气，消肿止痛。适用于子宫肌瘤的崩漏证。7 例中治愈 5 例。疗程最长为两个月，有的 37 天，肌瘤消失。因此，久崩久漏之由于瘀血内结成癥而身体不甚虚者，本方为的对；血瘀崩漏而身体已虚的，用逐瘀止崩汤为好。两方各有特长。

24. 功血方（上海第一医学院经验方）

【药物组成】生地、旱莲草、大小蓟、炒槐花、炒蒲黄、乌贼骨各 12 克，女贞子、白芍、茜草、刘寄奴各 9 克，枳壳 4.5 克。

【适应证】积瘀生热、血热妄行而致崩漏。临床表现为月经周期短、规则，出血时间长，属有排卵性功血。

【临床运用】月经前一星期开始服，至经净后为止。如出血量多或持续时间长者，考虑气虚不能摄血，可于方中加党参 12 克，白术 9 克，升麻 6 克。据上海第一医学院经验，凡属有排卵性功血，用功血方多有疗效；如属无排卵性功血，多为肾气虚亏，则月经不调，或见崩漏，治以补肾为主，在激素调整周期的同时，根据不同辨证，给以补肾中药，以促使卵巢功能恢复。辨证施治分三个类型：

①阴虚内热型：形瘦力弱，经常头晕耳鸣，腰腿酸软，午后低热口干，夜卧少寐，舌质红，少苔，脉象细数或弦细而数。治以滋阴清热，知柏地黄汤加减（生地、山药、山萸肉、茯苓、黄柏、知母）。

②阴虚肝旺型：形瘦力弱，头痛头晕，心烦易怒，夜卧多梦，手足心热，口燥咽干，舌质红，脉弦数或弦细而数。治以清肝滋肾，杞菊地黄汤加减（生地、山药、山萸肉、茯苓、枸杞子、菊花）。

③阴阳两虚型：体弱无力，怕冷，面部及下肢浮肿，食欲不振，有时低热，心烦心悸，舌质肿嫩，脉象虚弱或虚数。治以温

养肾气，金匮肾气丸加减（熟地、山药、山萸肉、菟丝子、巴戟天、仙灵脾）。如肾阳虚严重的，则怕冷也严重，甚或出现四肢发凉，脉象虚细，须在前方内少加附子、肉桂；如脾阳虚，则出现四肢怕冷，食欲不振，大便溏泄，可加黄芪、白术、党参、炮姜。

以上三个类型无排卵性功血，一般服药两至三个周期为一疗程。

25. 白地汤（经验方，《新中医》1975 年 1 期）

【药物组成】白头翁 60 克，炒地榆 30 克。

【适应证】功能性子宫出血。

【临床运用】水浓煎，加白糖 30 克，分两次服，可连服两剂。据报道，治疗功能性子宫出血 58 例，效果良好。本方药味少，药量大，专于凉血止血，为血热崩漏的简效方。在未发现本方前，我常用《女科要旨》的地榆苦酒煎，方为地榆 30 克，醋煎煮，温服。治血热崩漏，效果也极好。

26. 将军斩关汤（上海朱氏验方）

【药物组成】制大黄炭 3 克，巴戟天、茯神、蒲黄炒阿胶、当归、生地、熟地、炒谷芽各 9 克，黄芪、白术各 4.5 克，仙鹤草 18 克。另用西藏红花 1 克，三七末 1 克，红茶汁送服。

【适应证】治虚中夹实的崩漏证，即崩漏日久，余瘀未化，特点是小腹部隐痛，阴道出血淋漓不断，全身虚象，脉搏虚细而涩。

【临床运用】本方益气血而化瘀滞，祛瘀而不伤元气。方中制大黄炭的性能不同于生大黄，用 3 克不仅无泻下作用，反而能清热祛瘀。崩漏症每有因瘀热而致，制大黄炭是适宜的药品，即使久崩久漏，如尚有残余瘀滞，徒用补养固涩诸药无效，若加此一味，一两剂后，崩漏停止。朱氏此方，我屡用有效。西藏红花不用无妨，因三七的化瘀止血，足能胜任。

27. 安冲汤（《医学衷中参西录》）

【药物组成】黄芪、白术、生地、白芍、茜草、海螵蛸、川续断、生龙骨、生牡蛎。

【适应证】月经量多如崩，或淋漓不止，或不时漏下。

【临床运用】茜草生用行血，炒用止血，用量在 9 克以上能行血，6 克以下无行血作用。因此，本方的茜草应炒用，用量以 4.5 克为宜。如去茜草、海螵蛸，往往会影响疗效。如崩漏日久不止，可用山萸肉 9 克，棕榈炭 6 克，五倍子 1.5 克（研末分吞，温开水送）。方中龙骨、牡蛎俱宜煅用，止崩漏效果更好。

28. 中药人工周期疗法（江西南昌第三医院）

（1）补肾养血汤（类性腺激素汤）

【药物组成】党参、当归、熟地、紫河车、山药各 12 克，菟丝子、肉苁蓉各 9 克。

【服法】月经周期初期（月经干净后第一天）接连服 5 剂，每天一剂。

【作用】本方具有兴奋神经-内分泌，增强能量代谢，调节垂体及性腺功能，促进卵巢和子宫发育及卵泡成熟。多数病人服药后感觉全身有温热感，精神振奋。

（2）理气活血汤（排卵汤）

【药物组成】丹参、茺蔚子各 12 克，当归、菟丝子、牛膝各 9 克，赤芍、桃仁各 6 克。

【服法】月经周期中期（月经干净后第十二天起）接连服 4 剂，每天一剂。

【作用】本方疏通血液循环，扩张血管，消散瘀肿，可能使成熟的卵泡破裂，达到促排卵作用。

（3）温经活血汤（即温经汤合桂枝茯苓丸加减）

【药物组成】党参 12 克，茯苓、丹皮、赤芍、麦冬各 6 克，白术、川芎、吴茱萸各 6 克，桂枝 4.5 克。

【服法】月经周期后期（月经干净后第二十二天起）接连服 4 剂，每天一剂。

【作用】本方温经散寒，养血祛瘀，具有增强全身及子宫肌肉血液循环、使子宫内膜充血、促进内膜脱落作用。

【临床运用】上面一组中药人工周期疗法，为江西省南昌市第三医院介绍(《新中医》1974 年 6 期)。第一方以补肾养血为主，一般用于肝肾精血、精气不足的月经失调，特别适用于肾阴肾阳两虚的患者；第二方以理气活血为主，一般用于血瘀气滞的月经失调，着重在瘀血证明显的患者；第三方以温经活血为主，一般用于寒凝血滞的月经失调。见证都为月经后期、最少、色淡或有瘀块，而不适宜于月经先期、量多、色鲜红或夹有热象者。使用时必须认清这一点。

29. 四物汤(《太平惠民和剂局方》)

【药物组成】熟地（血热用生地）、当归、白芍（腹痛便泻用酒炒）、川芎（无瘀滞而有失血现象者，用量酌减）。

【适应证】妇人月经不调，脐腹疼痛，腰酸腿疼，或崩漏，或经闭，或胎前腹痛下血，产后血块不散。凡属血分有病（包括血虚、血瘀），皆可随证加减应用。

【临床运用】本方为理血调经的基本方，功能益血、和血、镇痛，随证加药，应用广泛。使用本方时，欲温血则重用当归，平肝须重用白芍，升散须重用川芎，凉血须重用生地（滋肾养血，重用熟地）。据大连医学院报道：以本方为主，根据病情发展之不同阶段，配伍补气升提、活血止血药物治疗宫外孕，收到明显疗效。本方加党参、黄芪为圣愈汤，治气血不足的月经病；加党参、白术、甘草、茯苓为八珍汤，能双补气血；加阿胶、艾叶、甘草，为胶艾四物汤，治崩漏腹痛及妊娠腹痛；再加黄芩为奇效四物汤，治血热崩漏；加桃仁、红花为桃红四物汤，治血虚有瘀的月经痛；再加减而有血府逐瘀汤、膈下逐瘀汤、少腹逐瘀汤，其活血祛瘀、散结止痛的功用更为突出。加艾叶、香附、川断、吴茱萸、官桂为艾附暖宫丸，治子宫虚寒，经水不调，行经腹痛；加丹参、茺蔚子、香附、白术为益母胜金丹，治月经困难及痛经。其加减成方之多，占妇科诸方的第一位。

近人对本方在妇科调经临床上的应用，更为灵活。①血热诸证加减法：阴虚内热，去川芎，加龟板、银柴胡、地骨皮、丹皮、玄参；肝火旺，去川芎，加丹皮、黄芩、菊花；血热妄行，去川芎，加黄连、侧柏炭、旱莲草、女贞子；肝气热血瘀，加泽兰、丹皮、桃仁；热与瘀血搏结，加丹皮、蒲黄、五灵脂、醋炒大黄。②血寒诸证加减法：寒气夹肝郁，加艾叶、香附，阳虚加桂、附；血因受寒而瘀，上法加桃仁、红花；阳气不足，寒自内生，加肉桂、黄芪、香附；月经后期，经色瘀暗，腹隐痛，重用川芎、当归，加艾梗、益母草、制香附。③血虚诸证加减法：血虚气弱，加参、芪；阴血两亏，加生地、龟板、玉竹、枸杞子；气不摄血，加参、芪、山萸肉、升麻、棕炭；气血大虚，血崩不止，加阿胶、山萸肉、红参、黄芪。④肝失条达，经血妄行，加柴胡、丹皮、栀子；肝气横逆，络脉不和，加柴胡、川楝子、橘叶、忍冬藤、苏梗；肝经郁热，加柴胡，黄芩、夏枯草、桑叶；肝热下注，加龙胆草、黄柏、丹皮、栀子。

30. 银翘散（《温病条辨》）

【药物组成】银花、连翘、桔梗、薄荷、竹叶、淡豆豉、牛蒡子、荆芥穗、甘草。

【适应证】感冒、流行性感冒，发热、口渴、头痛而不恶寒，均可酌量与服。

【临床运用】本方为清凉性之发表退热剂，除应用于普通感冒、流感、各种急性热病初起，作解热剂外，其他如眼、耳、牙龈、扁桃体、支气管之炎症，亦可加减用之，有发汗、消炎、解热、排毒之作用。唯重感冒之寒热无汗者不能用。妇女经期感冒发热而原有行经不畅或痛经者，应去连翘之苦寒，加制香附、红花之理气活血。近人有用以治疗急性子宫内膜炎，据《中华妇产科学杂志》1959 年 4 期报道，本方有抑制溶血性链球菌的作用。还有加减为银甲煎剂（见本编杂病方），用以治疗盆腔炎及子宫内膜炎患者。这些古方新用是值得介绍的。

31. 一阴煎（《景岳全书》）

【药物组成】生地、熟地、白芍、麦冬、丹参、杜仲、甘草。

【适应证】此治水亏火旺之剂。凡真阴不足，脉证多阳，虚火发热及阴虚动血等证，皆宜加减应用。

【临床运用】阴虚火旺证明显，去丹参、杜仲，加龟板、玄参；心虚烦热不眠，加枣仁、夜交藤；夜卧心烦自汗，加五味子（山萸肉）、浮小麦；有出血现象者，加旱莲草、女贞子、炒茜草根。

本方去丹参、杜仲，加知母、地骨皮，名为加减一阴煎，治证如前而火之甚者（景岳自定）。

32. 延胡索散(《证治准绳》)

【药物组成】延胡索、当归、川芎、没药、蒲黄、肉桂。

【适应证】气滞、血瘀、寒凝之腹痛，及肝气郁结的乳房胀痛。

【临床运用】本方有温疏气血之效，用于肝气郁结，乳房胀痛的加减法，已详中篇证治部分。据实验，本方对气血郁滞的痛经，亦有疗效，特别是气滞血瘀夹有寒凝的腹痛，最为适用，但不宜于热结血瘀的痛经。此外，还有治疗痛经或经闭的"折冲饮"（日本《产论方》），药用：当归、赤芍、川芎、桃仁、红花、丹皮、延胡索、牛膝、官桂，与延胡索散同法，应用时常加制香附、乳香、没药，效更佳。如月经后期，再加吴茱萸、乌药；月经先期，去官桂，加生地，更合病机。

33. 八珍汤(《证治准绳》)

【药物组成】党参、白术、茯苓、甘草、熟地、当归、白芍、川芎。

【适应证】经带崩漏、胎前产后之属于气血不足者，伴见脾胃虚弱，肌肉消瘦。

【临床运用】①本方即四君子与四物汤的合剂，为调补气血、肝脾同治的总方。如气滞腹痛，熟地须与砂仁末拌捣，再加延胡索、广木香、制香附；食欲不振，大便不实，应去熟地，加菟丝子、山药、陈皮、焦鸡金；腰腹痛，有畏寒感，熟地仍需砂仁拌捣，并去白芍，加巴戟天、补骨脂、仙灵脾、鹿角霜。②本方虽为调补气血的平剂，使用时也有侧重点。如调补脾胃，应以参、术、苓、甘为主；疏补肝血，应以归、芍、地、芎为主。在调补脾胃时，如胸脘满闷，应去甘草、白术，加木香、砂仁；夹有痰湿，应加半夏、陈皮。在疏补肝血时，清血热应用生地、生白芍，补阴血应用熟地、炒白芍，温血行则借重于川芎、当归。疏理肝气，应加香附、延胡索、枳壳、玫瑰花；活血祛瘀，应加桃仁、红花、益母草。

34. 痛经方（蒲辅周经验方）

①益母草 120 克，老生姜 30 克（煨），红糖 60 克。煎取三杯，分三次热服。适用于寒凝血瘀的痛经。

②当归 30 克，艾叶 15 克，红糖 6 克。煎服法同上。适用于血虚寒气凝滞的痛经。

35. 膈下逐瘀汤（《医林改错》，附：血府逐瘀汤）

【药物组成】红花、桃仁、当归、川芎、赤芍、丹皮、延胡索、五灵脂、乌药、香附、枳壳、甘草。

【适应证】气滞血瘀，腹部有癥块，痛处固定不移，月经后期或闭经。

【临床运用】本方有调气活血、化瘀止痛作用，专消中焦肝脾之瘀，与少腹逐瘀汤（见月经病方 8）消下焦的瘀结病位不同，药性温清也有些不同。

另有血府逐瘀汤，药用：桃仁、红花、生地、当归、川芎、赤芍、柴胡、枳壳、甘草、桔梗、牛膝，能祛上焦的瘀积下行，治瘀血夹肝气郁滞，证见胸痛、胁肋痛、头痛、失眠、心悸、易怒等，并可用于心绞痛及脑震荡后遗症。

36. 温胆汤（《千金方》，附：二陈汤）

【药物组成】制半夏、茯苓、陈皮、甘草、枳实、竹茹。

【适应证】胆虚痰热，虚烦不寐，惊悸胆怯，舌苔薄腻，口淡。也可用于神经衰弱、失眠而有上述证候者。

【临床应用】本方有化痰利气，清热除烦作用。如痰热或肝热上扰的晕眩呕吐，应加淡吴萸 1.5 克，川黄连 3 克；心气不足的心烦少寐，加党参、枣仁、茯苓用辰砂拌捣；口燥，舌干红，去半夏，加麦冬、五味子、花粉；内热心烦，加黄连、炒栀子。本方去竹茹、枳实，即二陈汤，能健胃镇吐，调气消痰，治痰湿内滞之咳嗽，胸脘胀满，恶心呕吐，头晕心悸，或由于饮食生冷过度，脾胃不和。方中甘草甜腻，不适宜于痰湿内滞的胸满恶心等证，应除去。

37. 保和丸（《丹溪心法》）

【药物组成】山楂肉、姜半夏、茯苓、橘红、神曲、炒麦芽、莱菔子、连翘。

【适应证】食积停滞，消化不良，脘腹胀满或痛，舌苔黄腻或黄厚，大便不畅或泄泻。

【临床运用】本方能消食滞，化湿和胃，常用于慢性胃炎或急性胃肠炎而有上述症状者。方中连翘无治疗作用，可以删去。如因消化不良而有脘胀腹痛等自觉症，可就本方酌加枳壳、厚朴、香附或广木香，疗效更好。本方消食而不伤脾胃，若脾气虚弱，饮食易于停滞，可加党参、白术，更能收到消补兼施的效果。

38. 参苓白术散（《太平惠民和剂局方》，附：七味白术散）

【药物组成】党参、白术、茯苓、甘草、山药、扁豆、苡仁、莲肉、陈皮、砂仁、桔梗。

【适应证】脾胃虚弱，食欲减退，胸中痞满，大便不实或久泻及脾虚带下。

【临床运用】本方疏补脾胃，不腻不燥，常用于脾胃虚，能食而不易消化，及脾虚泄泻、脾虚带下，各有一定疗效。方中扁豆与莲肉可以选用一种，桔梗非必用药，应除去。

另有七味白术散，即参、术、苓、甘加木香、藿香、葛根，治脾虚泄泻，肌肤发热，口渴。

39. 理中汤（张仲景方）

【药物组成】党参、炮干姜、甘草、白术。

【适应证】素来脾胃阳虚，外感寒邪，胸满呕吐，脘腹痛，大便溏泄，手足不温，脉微，舌淡苔白。

【临床运用】本方功能补气益脾，温中祛寒。常用于因中焦虚寒而呕吐、腹痛、胀满、下利。如腹痛较剧，可加木香、乌药以行气止痛；呕吐较甚，可减少白术和甘草的用量，加入鲜生姜汁、制半夏以止呕；兼有表证而恶寒发热的，可加桂枝或苏叶以解表；如阳虚较甚，下利不止，脉微，手足发冷者，急加附子以回阳救逆。

40. 紫草地黄汤（原犀角地黄汤）

【药物组成】紫草、生地、赤芍、丹皮。

【适应证】吐血、衄血、尿血、血崩、赤淋之属于热毒内甚，迫血妄行者（主要适用于血分热盛之证）。

【临床运用】①本方之功用为凉血止血，清热散瘀，既可用于胎前产后由高热引起的败血症，也可用于温病高热神昏及血分瘀热发斑。唯慢性出血及心脑衰弱之神识昏迷不能用。②口鼻出血，加大蓟、茅根、藕汁（或藕节）；尿血加小蓟、地榆；阴虚内热，加天麦冬、旱莲草、女贞子；腹中有瘀血，加桃仁、红花，或用三七末 1.6 克，分两次温开水送服。③本方药味原为犀角，由于药源较少，据吾乡先辈何廉臣先生创议，常改用紫草。多年来临床实验，觉紫草解血毒、凉血热、透斑疹的疗效，确不亚于犀角。如配伍等量的大青叶，清热作用更佳。

附：月经病备用方

1. *傅青主治老妇血崩方*

生黄芪、当归各 30 克，桑叶 9 克，三七末 3 克。前三味煎汁，送服三七末。有热象者，加生地 30 克。

2. *彭静山治子宫出血方*

炒槐米、炒红花、鸡冠花、陈棕榈炭、生三七。上五药各等份，研末，每服 6 克，温开水送下，一日两次，病重者加服一次。不论崩、漏，均有效，赤带及便血亦可治。

3. *地榆苦酒煎(《女科要旨》方)*

地榆 30 克，醋、水各半煎。日服一剂，连服三日。治下焦瘀热的功能性子宫出血。《浙江中医杂志》1965 年 8 卷 3 期有报道。

4. 墨囊粉（青岛白求恩医院妇产科、普陀县人民医院妇产科介绍）

取新鲜乌贼鱼之完整墨囊，不必用水冲洗，烘干，研成粉末，装入胶囊。每次服 1 克，日两次。治功能性子宫出血，一般用 3～5 天即能止血。

5. 中将汤（日本成药方）

延胡、牛膝、肉豆蔻、山楂核各 9 克，当归 12 克，官桂、甘草、木香、郁金各 6 克，苦参 9 克。共为粗末，每用 9 克，纱布包，开水浸泡，温服，一日两次。治月经不调及痛经。《中华妇产科杂志》1959 年第 4 期，以本方加川断、香附、益母草，名"妇圣汤"，治痛经 198 例，有良效。

6. 二味活血汤

黑豆 30 克，红花 6 克。用水两碗，煎至一碗，入红糖 60 克，趁热服。适用于血虚夹瘀经闭。

7. 赤豆泽兰汤

赤小豆 30 克，泽兰叶 9 克。水煎服。适用于经闭浮肿。

二、带下病方

1. 侧柏樗皮汤（《医学入门》）

【药物组成】樗白皮、侧柏叶、黄柏、黄连、香附、白术、白芷、白芍。

【适应证】肝热夹湿热下注，带下稠黏臭秽，色黄白相兼，两少腹隐痛，口干内热，尿黄赤，有灼热感。

【临床运用】本方有清热燥湿、疏肝理气之效。如湿热较重，酌加墓头回、知母；带下白多黄少，质清而不稠黏臭秽，可加芡实、莲须、金樱子。据经验，本方加红藤、蕺菜，还适宜于输卵管炎症之腹痛带下，疗效颇好。

2. 治带方（《世补斋医书》）

【药物组成】茯苓、猪苓、车前子、泽泻、茵陈、赤芍、丹皮、黄柏、栀子、牛膝。

【适应证】湿毒带下，如米泔汁，或黄绿如脓，或夹血液，并有臭气，脉数，舌质红，苔黄。

【临床运用】本方能清热、除湿、解毒，一般用于下焦湿毒蕴结之黄白带。它与侧柏樗皮汤在临床运用有区别：侧柏樗皮汤多用于肝热夹湿、伴肝气郁滞而带下腹痛，本方多用于下焦湿毒蕴结，带下黄白臭秽，而少腹无明显掣痛。如属于宫颈炎、阴道炎、盆腔炎之带下如脓，腹痛较甚，需用泻火、清热、解毒药者，则非本方及侧柏樗皮汤所能治，另有方法见后。

3. 小蓟饮子(《济生方》)

【药物组成】细生地、蒲黄、小蓟、滑石、木通、藕节、当归、栀子、生甘草、淡竹叶。

【适应证】下焦瘀热，小便刺痛，淋漓不畅，带下赤白或血尿。

【临床运用】本方治湿热赤白带有可靠疗效，当归非必用之药，可以除去，加鸭跖草、白毛藤，疗效更好。本方还应用于急性尿路感染而有下焦瘀热证候者。

4. 清带汤(《医学衷中参西录》)

【药物组成】生山药、生龙骨、生牡蛎、海螵蛸、茜草。

【适应证】妇女赤白带下，日久不愈。

【临床运用】本方为天津张锡纯先生经验方。赤带伴见心热、头晕，加白芍、白头翁，甚则加苦参、龙胆草；白带伴见畏寒、脉微弱，加鹿角霜、炮姜、白术。

5. 龙胆泻肝汤(《太平惠民和剂局方》)

【药物组成】龙胆草、柴胡、泽泻、车前子、木通、生地、当归、栀子、黄芩、生甘草。

【适应证】治肝经湿热不清，胁痛口苦、耳聋、两少腹痛、阴肿阴痒、小便涩痛、白带白浊或尿血。

【临床运用】本方有消炎利尿作用，常用于泌尿、生殖系炎性疾患之肿痛，如白带、白浊、尿频、尿急、尿血等，亦可用于急性肾炎、肾盂肾炎、盆腔炎、输卵管炎、阴道炎、外阴炎等。本方加土茯苓、米仁茎，治阴道炎及宫颈重糜，效果颇好。加大黄、丹皮、赤芍、红藤，治痛经属于盆腔炎、附件炎或子宫内膜炎，也有疗效。有肿块而疼痛剧烈的，加醒消丸。

6. 醒消丸(《外科全生集》)

【药物组成】乳香、没药、雄黄、麝香。

【适应证】痈疽肿毒、血肿疼痛。

【临床运用】本方有活血散瘀、消肿止痛作用。凡子宫附件因炎症而增厚或有血肿、包块而引起疼痛不已，用本丸于对症方中，多能收到消肿定痛之效。这是个人临床实验，从前人用小金丹（白胶香、草乌头、五灵脂、地龙、木鳖子、没药、乳香、当归、麝香、墨炭）于流注、痰核、乳癌、附骨疽等症而体会出来的。醒消丸中药店有成药供应，每服 6~9 克，嚼碎，热开水送下，日二次，连服三天，观察疗效。孕妇忌服，以免伤胎。

7. 五苓散(《伤寒论》)

【药物组成】泽泻、茯苓、白术、猪苓、官桂。

【适应证】阳气不化，水湿内停，尿短涩，面肢浮肿，或呕吐泄泻，亦治痰饮头晕，招摇欲倒，及妇女水湿内滞之白带、白浊等症。

【临床运用】本方的主要功用为通阳利水，所以能消肿、止泻、治带下。近人常用于急性肾炎、心脏瓣膜痛、肝硬化之小便减少，面部及下肢浮肿或腹水，还用于胃扩张、胃肠有振水音者。药性和平，功效可靠。

8. 程氏萆薢分清饮(《医学心悟》)

【药物组成】萆薢、茯苓、白术、丹参、车前子、黄柏、石菖蒲、莲子心。

【适应证】湿热下注膀胱，小便短赤，淋涩刺痛，白带，白浊。

【临床运用】萆薢分清饮有两个方子，一是杨氏《仁斋直指》方，药为萆薢、乌药、益智仁、石菖蒲、茯苓、甘草梢，适用于肾虚小便频数，时下白带白浊。一即程针龄《医学心悟》方，药物及适应证见上。据程氏自述，本方的主要功能是"导湿"，用于湿热郁滞之黄白带及赤白浊，多效。我在临床运用，常把程氏方用于膀胱湿热证，把杨氏方用于肾气不摄证。

9. 秘元煎(《景岳全书》)

【药物组成】党参、白术、茯苓、甘草、山药、枣仁、金樱子、五味子、远志、芡实（水煎，食远服）。

【适应证】心脾气虚之白带、白崩，需要补益和固摄者。

【临床运用】白带、白崩无湿热证象者可用。首先，须舌苔不黄腻、不厚腻；其次，下腹部及阴道无痛感。如气虚不摄者，可加黄芪。

10. 固阴煎(《景岳全书》)

【药物组成】熟地、山药、山萸肉、菟丝子、五味子、远志、党参、甘草（水煎，食远服）。

【适应证】肝肾阴虚之白带、白崩、淋浊，及经水因虚不固而淋漓难净等症。

【临床运用】本方为平补肝肾兼收摄之剂，除用于白带、白浊日久不愈，还可用于月经淋漓，但远志可以除去。如虚滑甚者，加金樱子或五倍子（3克，研末分吞，试用多效）；如阴虚微热，经血淋漓不停者，加龟板、地榆；如肝肾血虚而小腹痛，血不归经者，加醋炒当归、白芍；如兼心虚不眠或多汗，加炒枣仁、淮小麦；兼脾虚有湿，加白术、苡仁，并除去熟地不用。

逍遥散、丹栀逍遥散：见月经病方16。

参苓白术散：见月经病方37。

补中益气汤：见月经病方19。

六味地黄丸：见月经病方17。

金匮肾气丸：见月经病方20。

斑龙丸：见月经病方12。

附：带下病备用方

1. 白芷散

白芷 15 克，海螵蛸 45 克，血余炭 9 克。研末，每服 6 克，日二次。治赤白带下有效。单方独味血余炭，亦治赤带及血淋。

2. 既济丹

鹿角霜、山药、菟丝子、茯苓、益智仁、当归、远志、石菖蒲、赤石脂。此方以固摄为主，常用于脾胃久亏，带下不止，或白崩者。口干烦热，加玉竹、乌梅；经带杂下，形如漏经，加五倍子、地榆、炒生地、贯众炭。

3. 治少女白带方

白薇、狗脊各 30 克，研末，醋、艾煎汁，打糊如丸（加糯米粉少许），每服 3 克，日两次。或用参苓白术散，亦有效。

4. 震灵丹

禹余粮、赤石脂、白石英、代赭石、乳香、没药、五灵脂、朱砂。本方能固摄冲任，治白带、白淫，经血崩漏，伴少腹隐病，日久不愈。但必须丸服有效。每服 6 克，日二次。

5. 滴虫性白带外洗方（《江苏中医》1965 年 7 期）

蛇床子 30 克，龙胆草 15 克，苦参 30 克，黄柏 96 克，枯矾 6 克。加水煎汁，放痰盂内，患者可坐上熏阴户，等水已温，用软布蘸洗外阴部，洗后布须另换，不要再放入痰盂中。每剂可煎煮两盂，每盂可再次煮热熏洗。3 ~ 5 剂症状即可消失。

又方（《中医杂志》1965 年第 11 期）

黄柏、没食子、蛇床子、明矾各 12 克。上药为一次量，每次加水 1000 毫升，煎沸，去渣净，先熏后洗半小时，每日一次，3 ~ 5 次即效（本方与上方用药大致相同，煎用法后方较详，特录之）。

三、胎前病方

1. 和胃饮（施今墨验方）

【药物组成】党参、扁豆、砂仁、陈皮、半夏曲、苏叶、竹茹、玫瑰花、白芍。

【适应证】妊娠呕吐、恶心，不思食。

【临床运用】本方药性平和，气味芳香，有和胃止呕作用，为妊娠呕吐的基本方。如患者有口干、舌红、脉数的热象，可加沙参、芦根（鲜者更佳）、黄芩或黄连少许；有口淡、不渴、舌苔薄腻等湿象，可加广藿香、茯苓、姜半夏。如呕吐剧烈，汤药不能下咽，可于服药前尝鲜酱汁一二滴于舌上，然后服药，可以不吐，因咸味有润下及止吐作用。

2. 加味六君子汤（附：香砂六君子汤、归芍六君子汤）

【药物组成】党参、白术、茯苓、甘草、制半夏、陈皮、广藿香、旋覆花、砂仁、枳壳、枇杷叶。

【适应证】妊娠呕吐，时日较久，胃气已虚，但仍有上逆现象。

【临床运用】本方具有宽胸和胃、降逆镇吐作用，方中甘草味甜，多服能满中，呕吐患者应斟酌去留。本方去枳壳、枇杷叶、旋覆花，以广木香代藿香，为香砂六君子汤；适用于气虚夹痰湿的胸闷、呕吐、不思食。就香砂六君子汤去木香、砂仁，加当归、白芍，为归芍六君子汤，适用于呕吐平复后食欲不振，气血欠充，作为健脾和胃、养血益气的调经方。

3. 加味温胆汤（《医宗金鉴》）

【药物组成】制半夏、茯苓、陈皮、甘草、竹茹、枳实、黄芩、黄连、麦冬、芦根、生姜汁。

【适应证】痰湿内滞、胃热上扰的妊娠呕吐。

【临床运用】本方前六味即温胆汤（见月经病方36），能和胃利胆，去痰湿；后五味，芩、连、麦冬清热，芦根、姜汁为治热呕专药。和胃饮的药效偏于疏调胃气；本方的药效，和胃去痰湿中着重清胃热，证见痞满、心烦、呕恶的，最为适合。但不宜于胃气虚寒、肢冷脉迟、舌苔白润的非热性呕吐症。

4. 增损旋覆代赭汤（《时氏处方学》）

【药物组成】旋覆花、代赭石、制半夏、陈皮、淡吴萸、小川连、茯苓、炒枳壳、竹茹、制香附、沉香、枇杷叶。

【适应证】肝气加痰热上扰之呕吐，胸痞，胁胀。

【临床运用】本方通过清肝、和胃、疏气而起到镇呕作用，为除噫气、消胀满之复方，常用于妊娠呕吐气逆及各种胃病呕吐剧烈时。但方中有四味耗气药（陈皮、枳壳、香附、沉香），对孕妇体弱者不宜都用上。应去枳壳、香附，酌加党参、红枣以和胃健胃；食欲不思者，并去川连，加檀香片、炒谷芽；呕吐日久，胃中气液两伤，去枳壳、陈皮、沉香、川连，加党参、沙参、麦冬、红枣；有虚寒现象，去枳壳、陈皮、川连、竹茹，加干姜、益智仁。妊娠呕吐，一般属热者多，属寒者少，但不是绝对，总须辨证施治。

5. 加减安胎饮(《医方简义》)

【药物组成】生地、当归、川芎、炒白芍、炒白术、茯苓、杜仲、黄芪、砂仁。

【适应证】胎动不安，伴腰腹痛，但无下血现象者。

【临床运用】本方原用于安胎。据我临床治验，用于妊娠腹痛的胞阻，颇有缓和急迫、调理气血、安养胎元之效。一般加天仙藤、桑寄生、制香附、老苏梗。如胸脘满闷，去白术、黄芪；无热象，去黄芩。

6. 安胎方

【药物组成】党参、炒白术、茯苓、炙甘草、陈皮、当归、白芍、川芎、苏梗、黄芩、砂仁、制香附。

【适应证】胎气不安，腹痛腰痛。

【临床运用】腹痛倍白芍；腰痛加杜仲、桑寄生；内热口干，去砂仁，加麦冬；阴道有小量出血，加生地、地榆炭。

7. 乌梅安蛔丸(《伤寒论》)

【药物组成】乌梅、细辛、干姜、黄连、当归、附子、黄柏、党参、川椒、桂枝。

【适应证】脾胃虚寒，蛔上入膈，脘腹痛，手足厥冷，得食则呕，甚则吐蛔，时发时止，或久痢或大便溏泄，脉虚而舌苔白滑者。

【临床运用】本方有温中和胃、安蛔止痢之效，除用于蛔痛症外，对慢性衰弱胃肠病、反胃呕吐、慢性痢疾、肠寄生虫性腹痛，都有良好效果。据近人临床实验，乌梅丸对胆道蛔虫症以及部分过敏性结肠炎，颇有效。其用法：治胆道蛔虫症，将丸方改为汤剂，乌梅用至30克，每日一剂，分两次服，重者一日两剂。待痛止后，去参、归、桂、附、黄柏，加苦楝皮15克，槟榔9克，续服两三剂以巩固疗效。至于治疗过敏性结肠炎，仍以丸剂为宜，每服6克，日两次，开水送下。

本丸中药店有成药供应，孕妇服用以丸药为宜。如肝脾湿热，蛔积腹痛，不欲饮食，食则吐蛔，甚则烦躁面赤，身热口燥，脉数，则不宜用乌梅安蛔丸之温热剂，应改用连梅安蛔汤，有清热安蛔作用。药为：胡黄连、川椒、槟榔、白雷丸、乌梅肉、川黄柏。方见何廉臣氏的《通俗伤寒论》，录出备用（孕妇应去槟榔，较稳妥）。

8. 火府丹（附：导赤散）

【药物组成】生地、木通、黄芩、淡竹叶（导赤散无黄芩，有生甘草，疗效不及火府丹）。

【适应证】热结膀胱，少腹急痛，尿涩尿频。

【临床运用】本方有清热、利尿、消炎作用，常用于尿路感染，包括尿道炎、膀胱炎、肾盂肾炎而有上述证候者（导赤散的消炎作用较差）。加泽泻、车前草、鸭跖草，更有疗效。两方中木通苦寒通利，孕妇不宜用，应除去。

9. 茯苓导水汤（《医宗金鉴》）

【药物组成】茯苓、白术、炙桑皮、苏梗、大腹皮、陈皮、泽泻、砂壳、槟榔、木瓜、猪苓、木香。

【适应证】妊娠头面遍身浮肿，小便短少的子肿；只下肢浮肿，小便不短少的子气；遍身俱肿，腹胀而喘的子满。三个证候，都可加减应用。

【临床运用】本方有健脾、理气、化水湿之效。在使用时，木瓜、槟榔二味必须除去。因木瓜味酸，能涩小便；槟榔下气，可损胎元。去此二味，无妨于疗效，有利于孕妇。这是运用本方的第一点。其次，本方一方治三种证候，当然证有主次，药也有出入。一般治子肿去木瓜、槟榔、木香；治子气去木瓜、槟榔、猪苓、泽泻，加防己；治子满去木瓜、槟榔、苏梗，加苏子、厚朴、枳壳。在使用时，还必须注意：如舌苔薄白，口不干燥，应加官桂、猪苓；如舌质红、口干，应加黄芩、白茅根。

10. 消水安胎方(《中医杂志》1965 年 3 期)

【药物组成】生黄芪、白术、茯苓、泽泻、当归、白芍、砂仁末捣熟地、炒枣仁、柏子仁。

【适应证】脾气虚弱，羊水过多。

【临床应用】据治验报道：怀孕五月余，脾虚症状明显，故治以健脾利湿、补气养血安胎。随证加减治疗近二个月，服中药48 剂，胎水减轻，胎儿逐月增大，足月照常分娩。我意方中用药，养血安胎重于健脾利水，如脾虚而水湿停滞为主者，熟地、枣仁、柏子仁可以不用，避免满中腻膈。应去此三味，加陈皮、生姜，使药性流动，无壅滞之弊，有消水之效，而芪、术、归、芍的养血安胎作用，更能发挥。原方病例报道中也提到"随证加减"，是值得注意的。

11. 知母饮

【药物组成】知母、麦冬、黄芪、甘草、黄芩、茯苓、竹茹。

【适应证】妊娠心脾虚热，心烦口干。

【临床运用】妊娠心烦，多是阴虚火扰，部分有夹痰热者，因此黄芪不能随便用，以免助长虚热。应去黄芪，加沙参、莲子芯。有痰热的，加橘红、竹茹；口燥渴，加石斛、苇茎；热盛，加黄连（1.5～2.4 克）、山栀；气虚，加党参。如确系心阴不足的虚烦，则用柏子养心汤。

12. 柏子养心汤

【药物组成】柏子仁、党参、茯神、麦冬、当归、白芍、黄连、五味子、琥珀。

【适应证】妊娠心阴不足，心烦，心悸，口干，舌质红，夜卧少寐。

【临床运用】本方适用于子烦的虚证，黄连用量宜少，一般不超过2.4克；琥珀应研末吞服（温开水送服），用量也以1.5～2.4克为宜。另有《体仁汇编》的柏子养心汤（丸），药为：柏子仁、杞子、麦冬、当归、茯神、熟地、元参、甘草、菖蒲九味，具有滋阴降火、养心安神作用。补性较大，宜于心肾并虚之内伤疾患。孕妇有上述证候者，亦可取用。

13. 紫苏饮（严氏《济生方》）

【药物组成】苏叶、当归、川芎、大芍、党参、陈皮、大腹皮、甘草。

【适应证】胎气不和，上逼心胸，以致胸腔腰胁胀满疼痛的子悬症。

【临床运用】本方疏补气血，顺气降逆，常用于胎气不安而上逆的子悬症。一般可加沉香、砂仁；川芎与甘草对此症不适宜，应除去。如有热象，可加黄芩、竹茹、枇杷叶；气阴不足，口干舌红，加麦冬、沙参。

14. 加减钩藤汤（天津南开医院方）

【药物组成】钩藤、当归、茯神、沙参、生地、桑寄生、麦冬、阿胶、生牡蛎、生龙齿。

【适应证】先兆子痫或子痫。

【临床运用】本方有养血育阴、潜阳镇逆的效用。如阴液不亏而有痰浊上亢，必须去阿胶、麦冬，加橘红、竹茹、贝母；甚则用蠲饮六神汤（见下）。如肝热太盛，可加龙胆草3克，黄芩、白芍各9克，并用石决明、珍珠母各30克以清潜肝阳。

15. 蠲饮六神汤（《沈氏女科辑要》）

【药物组成】橘红、石菖蒲、制半夏、制胆星、茯神、旋覆花。

【适应证】胎前产后，痰迷神昏，口噤肢搐等。

【临床运用】本方有化痰降逆之效，常用于胎前子痫痉厥、产后昏冒之由于痰热上扰所致者。如大便秘结，加鲜竹沥两汤匙（冲入），更有效。

16. 甘麦大枣汤（《金匮要略》）

【药物组成】炙甘草、小麦、红枣。

【适应证】妇女脏躁，精神抑郁，烦闷躁急，神志不宁，或癔病而有上述证候者。

【临床运用】本方有益胃缓中、养血安神之效。常用于神经衰弱，精神恍惚，无故悲伤，癫痫，或急迫惊狂，痉挛，筋脉拘急强直，或子宫痉挛、胃痉挛等症。一般可加生地、玉竹、茯神、枣仁、紫石英、合欢皮、忍冬藤。随证加药：头晕加白蒺藜、石决明、桑寄生、菊花，胸闷加玫瑰花、绿萼梅、合欢皮，失眠加辰茯神、炒枣仁、夜交藤，心悸加枣仁、珍珠母、紫石英，便秘加麻子仁、柏子仁，体弱加河车大造丸，多郁与逍遥散合用。

17. 止嗽散（《医学心悟》）

【药物组成】荆芥、桔梗、紫菀、陈皮、百部、白前、甘草。

【适应证】一般感冒咳嗽。

【临床运用】本方为镇咳、祛痰、微汗剂，常用于感冒引起之急性支气管炎，多有疗效。原方的加减法为：暑气伤肺，口渴心烦尿赤者，加黄芩、黄连、花粉；湿痰，痰涎稠黏者，加半夏、茯苓、桑白皮；燥气伤肺，干咳无痰者，加瓜蒌、贝母、知母、枇杷叶；郁火上冲、咳嗽少痰者，加柴胡、山栀、贝母、制香附；阴虚内热、脉细数者，宜朝用六味地黄丸，午用止嗽散去荆芥、桔梗，加知母、贝母、沙参、玉竹。以上为程氏定方时的随证加减。后人又按照止嗽散原方加桑白皮、杏仁、象贝、蝉衣、蔻仁、莱菔子，各药一概生研勿炒，为散剂，用开水泡汁服或煎汁服。孕妇应煎服为宜。

18. 金水六君煎（《景岳全书》）

【药物组成】当归、熟地、茯苓、半夏、陈皮、甘草。

【适应证】脾肾不足，湿聚为痰，或气血虚而感受风寒，咳嗽痰多，气促，日久不愈。

【临床运用】本方有补脾胃、祛痰化湿作用。如大便不实而多湿者，加白术、山药；如痰盛气滞，胸膈不快者，去熟地，加苏子、莱菔子；如表邪未清，尚有头痛及咳吐稀薄痰，去熟地，加苏梗、杏仁、前胡；如寒邪未去，痰多嗽频，稍加麻黄 1.5～2.4 克。

19. 清燥救肺汤(《医门法律》)

【药物组成】党参（或北沙参）、甜杏仁、麦冬、阿胶、桑叶、枇杷叶、石膏、麻仁、甘草。

【适应证】肺气燥热，干咳无痰，咽喉干燥，心烦口渴。

【临床运用】本方清热润肺，降逆止咳，为治疗肺燥干咳的常用方。一般用于干性气管炎，喉头结核初起，肺结核咳嗽，燥咳咽痛，有良好效果。如有痰，加浙贝母、瓜蒌皮；阴虚燥热，加生地、玉竹、天花粉。方中阿胶可以除去，酌加山海螺 12 克，鲜梨（切片）半只，同样有效。如肺虚而咳，口干，烦热，自汗出，应去石膏、麻仁，加五味子 9 克。

20. 加味五淋汤(《医宗金鉴》)

【药物组成】生地、木通、甘草梢、淡竹叶、车前子、滑石、茯苓、泽泻、栀子、黄芩、白芍。

【适应证】子淋。

【临床运用】本方为清热利尿剂，稍带养血作用。用于孕妇子淋，应去木通、滑石，车前用草不用子，则清热利尿而不会渗利太过，妨碍胎气。另有五淋加药：①气滞不通，脐下闷痛为气淋，加沉香、郁金；②尿血，少腹急迫而痛为血淋，加白茅根、藕汁；③尿出如面糊为膏淋，加萆薢、石斛；④尿出如沙石而急痛为沙淋，加金钱草；⑤过劳而小便涩痛为劳淋，去栀子、竹叶，加党参、淡苁蓉。

21. 益气导尿汤(《中医妇科治疗学》)

【药物组成】党参、白术、扁豆、茯苓、桂枝、炙升麻、桔梗、通草、乌药。

【适应证】妊娠气虚，小便秘涩不通。

【临床运用】妊娠小便不通的治法，除少数热结膀胱，须用清利以外，其由于中气不足，胎位下堕，压迫膀胱而引起的，本方有补气、举陷、升胎之效。不过方中乌药能摄小便，这里应该除去。最好与补中益气汤合用，效果更可靠。用本方的脉证，以脉虚弱而滑，舌淡苔薄，证见尿频而少，小腹胀急疼痛，坐卧难安，心悸短气，头重眩晕，神疲无力等气不足现象为宜。另有属于肾阳不足，不能化气行水，以致小便不通的，应于方中去扁豆、桔梗、通草，加金匮肾气丸（包煎）15 克。

22. 去病易孕方（《重庆堂随笔》）

（1）荡胞丸：桂枝、茯苓、丹皮、赤芍、桃仁。五药各等份，生研末，醋曲糊丸，如梧桐子大，每天早晨用紫花益母草 9克，煎汤送下 20 丸。

【适应证】胞宫留瘀，屡屡堕胎者（即子宫有瘀血而导致习惯性流产）。堕后即以此丸服七天，七天后接服玉环丸。

【临床运用】本方即《金匮要略》桂枝茯苓丸原方，而以益母草煎汤送服，功能化瘀消癥。用于妇女少腹有积块，按之痛，腹挛急，以及月经困难，或经闭腹痛，或产后恶露不尽，腹痛拒按等症，均有良好效果。但须连服七天或半月，丸剂或煎剂都可以。这里以"荡胞"二字名丸，制方的意义和作用很明显，主要是祛除子宫内陈旧的留瘀，使以后容易受孕，不致再流产。

（2）玉环丸：丹参、制香附、炒生地、赤芍、当归、川芎、艾叶。上七味研末，以阿胶和黄酒炖烊为丸，加梧桐子大。

【适应证】凡子宫有留瘀的习惯性流产，服荡胞丸七天后，第八天接服本丸，至十四天止。

【临床应用】本方即艾附暖宫丸、益母胜金丹（二方均见月经病方 29 "四物汤"附方）的加减方，有养血、活血、温经之效。用于服荡胞丸后，作为祛瘀生新的调理剂，下个月经水净后再服荡胞丸七天，第八天接服玉环丸至十四天。这样连续服两个月，此后胎孕多能巩固，已验过五例。本方还常用于包块型宫外孕包块缩小后的调理，也常作为治少腹积瘀在消补兼施时的补养剂。随证加药，参考四物汤方。

23. 泰山磐石钦(《沈氏尊生书》)

【药物组成】党参、黄芪、当归、川续断、黄芩、熟地、川芎、白芍、白术、甘草、砂仁、糯米。

【适应证】气血两虚，或肥而不实，或瘦而内热，易于流产者。

【临床运用】本方能安胎保产，是一张传统的有效方，以脾虚血弱的体质为的对。近人作为转胎方，用以矫正胎位。《新中医》1975 年 3 期有报道。据临床经验，本方的安胎保产，以补为主；下面的保产无忧散，以疏为主。分别运用，在于对证。

24. 参附汤(《世医得效方》)

【药物组成】红参、乌附块各 3~9 克。

【适应证】气血虚脱，头晕目眩，手足厥逆，自汗淋漓，呼吸短促，脉象微细或沉微无力，舌质及面色淡白。

【临床运用】本方常用于各种大出血（如吐血、衄血、血崩、便血）及内脏出血（包括子宫外孕新鲜破裂），或急性寒性胃肠病的大吐大泻等所引起的虚脱证，有兴奋强壮、挽救虚脱之效。一般加生姜、红枣，清水浓煎，缓缓温服。药力强，疗效快，但以虚寒证为用方标的，急性热病之虚脱，则不适宜。本方去附子，加黄芪，即参芪汤，有补气止汗之效；去附子，加生地，即参地汤，有补气救阴之效；去参，加白术，即术附汤，能除湿温里，治阴虚自汗；去参，加黄芪，即芪附汤，能温阳固表，再加龙骨、牡蛎以固摄，对阳虚气脱、汗出不止的严重阶段，有一定效果。

25. 保产无忧散(《医学心悟》)

【药物组成】黄芪、当归、川芎、白芍、菟丝子、艾叶、羌活、枳壳、荆芥、川贝、甘草、川朴、生姜。

【适应证】妊娠气机阻滞，四肢困倦，腰酸腹痛，胎动不安；亦治胎位不正，难产滞产。

【临床运用】本方有化湿利气、安胎催产的作用，常用于先兆流产、习惯性流产而有上述诸证者。近人报道，有用于矫正胎位者，获效多例。一般于妊娠七八月间每月服两三剂，能使胎气安和；临产胎不下者，服后亦可催产。唯方中羌活辛温香燥，阴虚内热之体，这一味不用为妥。

26. 加味当归芍药散(《中医研究资料简报》1960 年 11 期)

【药物组成】当归、白芍、川芎、茯苓、白术、泽泻、桑寄生、菟丝子、续断。水煎服，一日一剂，连服两剂。

【适应证】矫正胎位异常妊娠。

【临床运用】当归芍药散原方出自《金匮要略》，药为当归、芍药、川芎、茯苓、白术、泽泻六味，功能通气血，调营卫，散郁滞，常用于妇人腹中诸疾痛。据实验，对妇女腹中痛（包括由于气结、血滞、带下、癥癖所引起）、月经不调、月经痛及妊娠腹痛，确有不同程度的疗效。近年来，有以原方加菟丝子、续断、桑寄生三味，用于矫正胎位异常妊娠，170 例中成功者 137 例。药后无不良反应，但能感到胎动加剧，并自觉有胎儿转动感。最近上海杨树浦区妇婴保健院有以当归芍药散原方矫正胎位的报道。

27. 脱花煎(《景岳全书》)

【药物组成】当归、川芎、肉桂、牛膝、车前子、红花。

【适应证】妊娠胎动停止，阴道流紫黑血液，胎血不下；或临产胎死腹中，腰腹胀急，小腹冷痛，舌质紫暗，脉沉涩。

【临床运用】本方以行血祛瘀达到下死胎的目的。上海中医学院加党参、延胡索、蒲黄、鬼臼，为益气祛瘀下胎法。出血多者加三七末，如兼肝气郁滞，加柴胡、枳壳、郁金等疏肝理气药。

28. 治过期流产及下死胎方法

（1）内服方：当归 15 克，川芎、芍药、三棱、莪术、水蛭、虻虫、生大黄各 9 克，五灵脂、苏木、怀牛膝各 12 克，生甘草 3 克。水煎服，每日一剂。

（2）外用法：用3～5厘米长高压消毒的怀牛膝一两支，插入宫颈管内（必须通过内口），阴道内填塞纱布，五六小时后开始服上述内服方。

本方法据《大连医学院学报》1960年创刊号报道。

二陈汤：见月经病方35温胆汤附方。

五苓散：见带下病方7。

八珍汤、圣愈汤、四物汤：见月经病方。

十全大补方：见八珍汤附方。

斑龙丸：见月经病方12。

胶艾四物汤、桃红四物汤：见月经病方29四物汤附方。

补中益气汤：见月经病方19。

附：胎前病备用方

1. 妊娠呕吐和胃三法（临床经验）

（1）苏叶、炒川连、茯苓、姜半夏、橘红、竹茹。火砖汤代水煎药（青砖一块，炭火中烧红，放入小盆清水中，约十分钟，取水煎药）。

（2）党参、橘红、竹茹、厚朴、麦冬、姜汁、制半夏。

（3）沙参、旋覆花、麦冬各9克，芦根30克，青蒿2.4克，鲜刮淡竹茹、粳米各30克。

2. 防治流产方

党参、白术、茯苓、杜仲、桑寄生。加减法：①阴道出血，合胶艾四物汤去川芎；②少腹下堕，合补中益气汤（黄芪至少用30克）；③腰酸疼，加川断、菟丝子、肉苁蓉、补骨脂；④腹痛，加白芍以缓急（至少用12克）；⑤呕恶，加橘红、竹茹；⑥有热象（如口干，舌红，心烦，尿黄），加黄芪、石斛。

3. 胎漏下血验方

生黄芪90克，新鸡重一斤以上者一只，治净，文火炖烂，去芪吃鸡，隔日吃一次，效果可靠。

4. 转胎方

即泰山磐石饮原方（见前第23方）去黄芩、糯米、砂仁。

江西省德兴县卫生局科研组用以矫正胎位不正 73 例(《新中医》1975 年第 3 期报道)。

5. 竹林寺安胎方

紫苏、甘草、大腹皮、砂仁、藿香、黄芩、橘红、白术、当归、茯苓、生姜。加减法:①呕恶,去甘草加半夏;②胸闷,去甘草、白术,加枳壳;③畏寒,去黄芩,倍生姜;④虚烦,去白术,加麦冬、知母;⑤子肿,加白茅根,倍大腹皮;⑥子嗽,去白术,加桑皮、款冬花;⑦头痛,加川芎、桑叶、菊花;⑧腰痛,加菟丝子、杜仲、桑寄生;⑨胸腹痛,加香附、炒白芍;⑩泄泻,加山药,倍茯苓、白术;⑪伤食,去黄芩,加枳壳;⑫胎动不安,倍当归、砂仁;⑬下血,加阿胶、艾叶、当归;⑭胎萎不长,加人参、白术、当归、黄芪;⑮胎气上冲,倍砂仁、苏梗;⑯胎位下坠,去大腹皮、藿香,加人参、黄芪、菟丝子;⑰血虚,去橘红,加熟地、枸杞子;⑱夜少寐,加枣仁、茯神、竹叶。

6. 防治子痫方 (上海朱氏经验)

钩藤 18 克,银花 9 克,绿豆、赤小豆、黑大豆各 12 克,生甘草 3 克。本方具镇痉消肿、清风热、平肝阳的功效,适合于子痫先兆期。如妊娠期发现头痛不舒,心烦胸闷,面胕或足部浮肿,小便短少,用上方煎汤代茶,频频呷饮,对先兆子痫能起到防治作用。

四、产后病方

1. 生化汤(《傅青主女科》)

【药物组成】当归、川芎、炙甘草、炮姜、桃仁。

【适应证】产后恶露不行,或行而不畅,夹有瘀血块,腹中疼痛,脉细而涩,舌质淡。

【临床运用】本方有通滞和营、益血消瘀之效。凡新产块痛末除,胞衣不下,一般可以此方随证加药治之。如气虚,加党参或红参；有寒，加肉桂；腹胀痛，加苏木，制乳香、制没药。伤食，加神曲、山楂；恶露行，腹不痛，去桃仁；血虚内热，去炮姜，加生地。据江西医学院第一附属医院妇产科临床初步证明，本方对于产后有一定的调理作用，不但能促进乳汁分泌，加强子宫收缩，制止宫缩痛，而且能预防产褥感染。

清·王馥原《医方简义》中，对本方的加减应用颇多，其中以柴芩生化汤、治痢生化汤较有效。

（1）柴芩生化汤：即生化汤加柴胡、炒黄芩、荆芥。治产后疟疾在十四天以内者。如寒多，加桂枝、赤芍；热多，加枳壳、知母；呕吐，加橘红、竹茹；如在十四天以外，恶露已净，可加党参。

（2）治痢生化汤：即生化汤加厚朴、大腹皮、山楂、川椒、木香、炒川连，治痢在产后七天前后者。如赤痢，加红花；白痢，加茯苓、肉桂末、制香附；如赤白相兼者，本方去川椒、山楂，加制香附、藿梗、姜半夏、泽泻、肉豆蔻。切勿用寒凉药攻补。

2. 黑神散（《太平惠民和剂局方》）

【药物组成】黑大豆、熟地、当归、肉桂、干姜、甘草、赤芍、蒲黄。

【适应证】产后恶露不下，胞衣不下，瘀血攻冲作痛，血晕神昏，眼黑口噤等。

【临床运用】本方有养血祛瘀作用，是温运剂。血虚而内热者不能用。《顾氏医镜》有新定黑神散，即原方去肉桂、甘草，加牛膝、续断、泽兰、延胡索、山楂肉、桃仁、红花、益母草。其祛瘀行血药较多，药效比生化汤强，比黑神散原方少温热药，两方可随证选用。

3. 送胞汤（《女科证治约旨》）

【药物组成】当归、川芎、益母草、乳香、没药、炒荆芥、麝香（少许）。

【适应证】胞衣不下之因于气血郁滞者。

【临床运用】胞衣不下属于气血不足的，用生化汤加红参、黄芪；属于寒凝血滞的，用《局方》黑神散；仅属于血瘀的，用顾氏新定黑神散。送胞汤由活血、祛瘀、利气药组成，用于气血郁滞的胞衣不下，最为适宜。方中麝香用0.1~0.2克，先以温开水送下，然后服药。一剂后隔半小时，如胞衣仍不下，可再服一剂。

4. 加味当归补血汤

【药物组成】红参、黄芪、当归、炙甘草、炒枣仁、小麦、红枣。

【适应证】新产后血虚，心神恍惚，晕眩。

【临床运用】本方为当归补血汤（黄芪、当归）合甘麦大枣汤（见胎前方16）加参，功能补气生血，兼有养肝宁心、安神作用，常用于分娩时出血过多，心神耗伤，时觉头目昏晕，精神恍惚，最为适合，最为有效。可连服3~5剂，并可加枣仁、龙骨、牡蛎。

5. 育阴潜阳方(《王孟英医案》)

【药物组成】龟板、鳖甲、生牡蛎、白石英、琥珀、丹参、甘草、小麦、红枣。

【适应证】新产阴虚阳浮、晕眩、自汗、心悸、目不能开，脉虚弦浮大，舌质淡红。

【临床运用】本方为三甲汤合甘麦大枣汤加味，常用于新产营阴下夺，阳越不潜的晕眩心悸、自汗，效果可靠。一般说来，体质较弱之妇女，初产昏眩最为常见，固不在乎恶露之通塞，也不是恶露阻瘀而上冒。本方潜降浮阳，镇摄逆气，药味简要，针对病情，确已屡用屡效。

6. 失笑散(《太平惠民和剂局方》)

【药物组成】蒲黄、五灵脂。

【适应证】产后恶露不行，瘀血上冲胞络，下阻腹中，胀满作痛；心腹作痛，由于瘀血停滞者。

【临床运用】本方有活血行瘀之效，对于产后寒性的血瘀腹痛、头晕，以及一般瘀滞，都有较好效果。它与金铃子散（药即延胡索、金铃子两味，研末用）之治气滞的脘腹痛，是一对气血分治的有效方。据近代文献报道，以本方为主随证加药治疗心绞痛，初步证明有一定疗效。但在用法上，必须以小量常服为好。经验证明，本方与金铃子散，俱以研末服（每服3克，日三次），疗效较明显。如煎汁服，药量应加重三分之二，并须配合相应方药。

7. 黑锡丹（《太平惠民和剂局方》）

【药物组成】黑锡、硫黄、金铃子、胡芦巴、木香、附子、肉豆蔻、补骨脂、阳起石、沉香、茴香、肉桂。

【适应证】肾阳不足，浊阴之气上逆，喘息胸闷，腹胀痛，四肢逆冷，冷汗出，脉沉迟，舌质淡，苔薄白；并适用于脾肾虚寒的腰痛带下。

【临床运用】本方具有温肾阳、暖下焦、镇逆气、止冷痛等作用，常用于阴寒内凝，脘腹疼痛，其证多伴见面色青白，四肢厥冷，自汗淋漓，脉沉弦或沉迟，舌质淡或有紫暗色，舌苔白腻。每服四五十粒，每日一次；阳虚欲脱者，用参附汤送服。但本方一般只能连服2~3次，得效即停，不能持续常服，因方中有黑锡（铅），多服久服有铅中毒危险，这是必须注意的。

又本方温镇作用较强，如属阴虚火旺体质，不宜服用；孕妇宜忌服。本方中药店有成药，一般用丸，不作汤剂，而且丸药的疗效比汤剂好，服用时捣碎，温开水送下，既容易消化，又容易发挥疗效。

8. 清燥养血汤

【药物组成】鲜生地、知母、当归、白芍、花粉、生甘草、新会皮、梨汁。

【适应证】产后汗出过多，津液大耗，唇舌干燥，甚则筋膜干涩而发痉。

【临床运用】本方有滋养润燥之效，常用于津液消耗过甚而发痉。方中新会皮太香燥，正在多汗的产后不适宜，应减去此味。加石斛以养津生液，桑叶以止汗，疗效更佳。

9. 补阴益气煎（《景岳全书》）

【药物组成】党参、熟地、山药、当归、升麻、新会皮、炙甘草、炒柴胡。

【适应证】产后或崩后去血过多，声微气怯，心悸肢软，或筋挛肉瞤，或四肢颤动。

【临床运用】本方滋阴养血，为血脱益气之通用方。唯党参力薄，虚证严重者应改用红参；升麻、柴胡用量宜轻，一般控制在1.5克左右；自汗多者，加黄芪固表益气以收汗，淮小麦养心以敛汗；阴虚内热者，酌加玄参。

10. 增液汤（《温病条辨》）

【药物组成】大生地、麦冬、玄参。

【适应证】高热耗伤津液，咽干舌燥，尿短涩，大便秘结，脉沉涩无力，或弦细而数，舌质红或干绛。

【临床运用】本方能清热、养阴、增液，常用于高热阴伤液涸，有柔养筋膜组织的作用。如高热伤津而引起肢搐，欲作痉者，加桑寄生或桑枝片；如热结便秘，需要润下者，加鲜首乌。但用量均须30克以上。如以清热为主，则沙参、知母、连翘、银花、鸭跖草，都可以相应加入；如高热而出现神昏谵语，须加入万氏牛黄清心丸或至宝丹。

11. 万氏牛黄清心丸（《痘疹世医心法》）

【药物组成】牛黄、朱砂、黄连、黄芩、炒栀子、郁金。

【适应证】高热烦躁，神昏谵语，四肢抽搐。

【临床运用】本方有解毒清心之效，常用于"流脑"、"乙脑"及热性病而高热引起的躁动、神昏、痉病。药性单纯，轻症颇有疗效（每日用两丸），重症应用至宝。

12. 至宝丹（《太平惠民和剂局方》）

【药物组成】犀角、牛黄、玳瑁（清热解毒）、琥珀、朱砂、金银箔（镇静）、冰片、麝香、雄黄、安息香（开窍）。

【适应证】高热神昏、痉厥或手颤肢搐，舌质红者。

【临床运用】本方有清热、解毒、镇静之效。镇痉的作用比万氏牛黄丸强，一般每 12 小时服一粒（本丸如桂圆核大小，色黄橙，每粒重 1 克），温开水化服。本方与万氏牛黄丸，中药店均有成药供应，可以随时取用，最好勿改作汤剂，特别是至宝丹。

13. 新定阿胶鸡子黄汤(《通俗伤寒论》)

【药物组成】阿胶、生白芍、钩藤、石决明、生地、甘草、生牡蛎、络石藤、茯神、鸡子黄（二枚，先煎代水煎药）。

【适应证】热退血虚，血不养筋，筋脉拘挛，伸缩不能自如，甚或手足瘈疭。

【临床运用】本方有养血滋液、柔肝舒筋之效，应用时可加女贞子、杭菊花。方中鸡子黄，一般都打散，以药汁乘热冲入，搅匀温服，但药汁腥浊饱腻，殊难下咽，加上药汁味苦，下咽即吐者甚多。俞氏采用整枚先煎代水，汁清气香，药味亦不恶浊，可以取法。

14. 三甲复脉汤(《温病条辨》)

【药物组成】生牡蛎、龟板、鳖甲、炙甘草、生地、白芍、麦冬、阿胶。

【适应证】热病伤阴，高热不退，抽搐痉厥，心烦躁扰，舌质红绛，脉沉数而细。

【临床运用】本方有滋阴潜阳益血作用，系以复脉汤原方去姜、桂、参、枣、麻仁，加白芍、"三甲"，治温病阴液耗伤，身热面赤，脉虚大，手足心热诸证。这里移治产后阴血亏损的痉病，也极合宜。

15. 黄芪建中汤(《金匮要略》)

【药物组成】黄芪、桂枝、生姜、炙甘草、白芍、红枣、饴糖。

【适应证】虚寒里急，脘腹疼痛，脉微而弱，舌苔淡白。

【临床运用】本方能温养气血，暖中止痛，除适用于脘腹虚寒痛以外，还可用于气虚自汗，短气懒言，或气不摄血，崩漏不止，或气血两虚，心悸怔忡，以及寒疝痛，两少腹痛引阴户。本方去黄芪加当归，名当归建中汤，补血作用较胜。治产后气血两虚，四肢倦怠，小腹绞痛，喜得热按；亦治内脏虚寒，小腹时痛，舌苔淡白，脉沉弦而涩。

16. 左归丸(《景岳全书》)

【药物组成】熟地、菟丝子、鹿角胶、龟板胶、山药、枸杞子、山萸肉、牛膝。

【适应证】肝肾阴亏，眩晕耳鸣，咽干口燥，腰膝软弱，月经过多或过少，或崩漏带下及不孕症之属于肝肾不足者。

【临床运用】本方有补肝肾、益精髓的作用，功能育阴潜阳，为滋养性强壮剂。如阴虚内热甚，去枸杞子、鹿角胶，加女贞子、麦冬；火灼肺阴，咳嗽咽干，加百合；夜热骨蒸，加地骨皮；大便秘结，去菟丝子，加肉苁蓉；气虚，加参、芪；血虚微滞，加当归；腰膝酸痛，加杜仲、胡桃肉；肝肾无热象，去鹿角胶，加补骨脂、仙灵脾、巴戟天。

17. 滋任益阴煎(《通俗伤寒论》)

【药物组成】龟板、砂仁捣熟地、知母、黄柏、甘草、白果、猪脊髓(一条，洗切)。

【适应证】肝肾虚热，腰脊酸疼，带下不止，或月经淋漓，以及胎漏小产等。

【临床运用】本方为大补阴丸与封髓丹合剂，有清肝滋任、健腰补肾之效。凡久崩久带，属于任阴不固，冲阳不潜者，用之多效。因其有补益精髓作用，所以能治腰脊酸痛。

18. 右归丸(《景岳全书》)

【药物组成】熟地、山药、山萸肉、杞子、菟丝子、当归、杜仲、肉桂、附子、鹿角胶。

【适应证】肾阳不足，脾胃虚寒，食少神疲，怯寒畏冷，脐腹时痛，腰膝酸痛，小便频数，大便不实，亦治下焦虚寒，面目四肢浮肿及脾肾阳虚之不孕症。

【临床运用】本方温补肾阳，功能扶阳以配阴。气虚可加党参、黄芪；腰膝酸疼，加补骨脂、胡桃肉；肾虚泄泻，加五味子、肉豆蔻；小腹痛，加吴茱萸；畏寒神怯，大便干结，去山药、菟丝子，加锁阳或肉苁蓉。

19. 活络效灵丹(《医学衷中参西录》)

【药物组成】当归、丹参、制乳香、制没药各 15 克。

【适应证】气血凝滞经络或脏腑，疹癖癥瘕，心腹疼痛，腿疼臂疼；亦治内外疮疡。

【临床运用】本方四味作汤服；若为散，一剂分作四次服，温酒送下。瘀血腹痛，加桃仁、五灵脂；腿疼，加川牛膝；臂疼，加连翘、桑枝。疮红肿属阳者，加银花、知母、连翘；白硬属阴者，加肉桂、鹿角霜；疮溃后生肌不快，加生黄芪、甘草。脏腑内痈，加三七、牛蒡子。近年来，山西第一医学院附属医院、山西中医研究所以本方加赤芍、桃仁，作为宫外孕主方，治愈病例一再报道，全国广泛应用。本方对盆腔炎性包块、输卵管积水、积脓亦有效。

20. 银花蕺菜饮(《中医妇科治疗学》)

【药物组成】炒荆芥、银花、蕺菜、土茯苓、生甘草。

【适应证】产后感染邪毒，头痛发热，恶寒，有汗或无汗，口干作渴，舌红唇白，脉浮数。

【临床运用】本方有清热解毒之效，但药力薄弱，应加连翘、花粉、鸭跖草。如恶露少而腹痛，加丹皮、桃仁；如高热不退，口大渴，舌红绛，脉洪数，应改用清瘟败毒饮；如邪毒入营，出现神昏痉厥等症，应配合万氏牛黄丸或至宝丹。

21. 清瘟败毒饮(《疫诊一得》)

【药物组成】生石膏、生地、广犀角、黄连、栀子、玄参、黄芩、知母、赤芍、丹皮、连翘、桔梗、甘草、竹叶。

【适应证】热毒从气分进入营分，高热，口渴烦躁，神昏，或发斑发疹，唇焦舌绛，脉洪数或沉细数。

【临床运用】本方能清热泻火，凉血解毒，常用于产褥感染之高热不退，出现败血症者。方中桔梗应除去。烦躁神昏严重者，加至宝丹。

22. 升阳益胃汤（李东垣方）

【药物组成】党参、白术、茯苓、甘草、黄芪、陈皮、半夏、柴胡、防风、羌活、独活、炒白芍、黄连、泽泻、生姜、红枣。

【适应证】气虚夹湿，脾胃虚弱，低热不退，疲乏嗜睡，体重，关节疼痛，口苦，食不知味，大便不调，脉弦细数。

【临床运用】本方有补气升阳、益胃、除湿镇痛等功能，蒲氏移治气虚夹湿的低热证。他把原方剂量共定为 450 克，研粗末，分作 30 包，每日一包，煎汁服。一月后，食欲好转，低热亦除（《新医药学杂志》1973 年 3 期）。

23. 四七益气汤（《医方简义》）

【药物组成】制半夏、厚朴、茯苓、苏梗、党参、当归、川芎、广木香、鸡内金、炮姜。

【适应证】产后胸腹胀满，兼治肿症。

【临床运用】夹食加麦芽、神曲；夹瘀加莪术、香附；夹湿加通草；夹气加陈皮；夹寒加附子；如受风湿而肿者，倍苏梗，加防风、车前子。

24. 身痛逐瘀汤（《医林改错》）

【药物组成】秦艽、川芎、桃仁、红花、甘草、羌活、当归、没药、五灵脂、香附、牛膝、地龙。

【适应证】产后血瘀经络，肩臂腰腿疼痛．甚则周身发肿。

【临床运用】本方在《医林改错》中原为治血瘀痹痛之专方。近十年来，我常移治瘀血化肿胀或肿胀之属于血分病，伴周身经络疼痛者，往往能在 7～14 剂之间见效，并照原方随症加药，有湿热加苍术、黄柏，体虚的加参、芪。

25. 达郁宽中汤（何廉臣经验方）

【药物组成】沉香、莱菔子、砂仁、鸡内金、白芍、当归、川朴、陈香橼皮、柴胡（另用茅根 60 克，葱须 3 克，煎汤代水）。

【适应证】气胀因于七情郁结，气机壅滞，胸腹胀满，甚则气满于皮肤中。

【临床运用】本方以疏气消滞为主，因胀必有滞，满则宜消。如兼夹风寒者，加苏叶、防风；兼夹痰食者，加半夏、陈皮、神曲；兼夹水湿者，加大腹皮、白术、茯苓。轻证见效较快，重证必须消补兼施，或与归芍六君子汤间服。

26. 二仁通幽汤（叶天士经验方）

【药物组成】桃仁、郁李仁、当归尾、小茴香拌炒川楝子、红花、制大黄、桂枝。

【适应证】瘀血化胀，或寒郁子宫，子宫积瘀，经水不行，胀在少腹者。

【临床运用】本方以行血通络为主，加延胡索、五灵脂，疗效较好，或配合大黄䗪虫丸。先通其瘀以消胀，继而用四物汤加桂枝、红花，养血活血，通补兼施，渐渐取效。一般用祛瘀方半个月，接服养血活血方5～7天，这样转换使用，疗效比单用祛瘀方显著。

27. 黄芪汤(《医宗金鉴》)

【药物组成】黄芪、白术、防风、茯苓、麦冬、浮小麦、牡蛎、熟地、甘草。

【适应证】产后阴虚阳浮，遍身自汗，脉象虚数。

【临床运用】本方气阴并顾，常用于产后的自汗证。如恶露不畅者，酌与生化汤合用；自汗多而畏风的，加桂枝、炒白芍。

28. 养脏汤(《太平惠民和剂局方》)

【药物组成】党参、白术、炒白芍、当归、肉桂、炙甘草、木香、炙罂粟壳、煨肉豆蔻、诃子皮。

【适应证】脾胃虚寒，泄泻日久，滑脱不禁，食少，腹痛，脉弱，舌苔白。

【临床运用】本方有温中健脾、涩肠固脱作用，常用于慢性肠炎、慢性痢疾、肠结核而有上述症状者。如虚寒较甚，可加炮姜、制附子。

29. 茅根汤(《胎产证治》)

【药物组成】白茅根、瞿麦、车前子、通草、滑石、甘草、石首鱼脑石、鲤鱼（去鳞及肠杂，煎汤代水煎药）。

【适应证】热淋、沙淋，尿急尿频，有灼热感，甚或涩痛。

【临床运用】本方与火府丹、导赤散俱用于热淋证，在妊娠期，木通、滑石、车前子等通利药均应避免，产后则不忌，但须考虑到肾虚有热。因此，本方可加生地、知母、天冬、麦冬；如非沙淋，石首鱼脑石可以除去。

30. 黄芪当归散（《医宗金鉴》）

【药物组成】黄芪、当归、党参、白术、白芍、炙甘草、猪尿脬、生姜、红枣。

【适应证】产时损伤膀胱，小便淋漓不断，或夹有血液。

【临床运用】本方着重补虚以固摄，脬损不甚者有效。如脬损较甚，应结合西医妇产科手术修补。

参附汤：见胎前病方 24。

人参养荣汤：见月经痛病方 4。

归脾汤：见月经病方 3。

补中益气汤：见月经病方 19。

圣愈汤：见月经病方 5。

七味白术散：见月经病方 38。

延胡索散：见月经病方 32。

异功散：见月经病方 33 八珍汤附方。

理中汤：见月经病方 39。

五苓散：见带下病方 7。

血府逐瘀汤：见月经病方 35 隔下逐瘀汤附方。

四物汤：见月经病方 29。

温胆汤：见月经病方 36。

茯苓导水汤：见胎前病方 8。

济生肾气丸：见月经病方 20。

香砂六君汤：见胎前病方 2。

大黄䗪虫丸：见月经病方 14。

蠲饮六神汤：见胎前病方 15。

导赤散：见胎前病方8附方。

附：产后病备用方

1. 治产后遍身肢节疼痛方(《医方简义》)

桑寄生、当归、独活、赤芍、黄芪、川芎、牛膝、木瓜、桂枝、红花。水煎，冲入黄酒一盅。

2. 产后腰腿痛验方(《黑龙江中医药》1965年1卷1期)

黄芪120克，桂枝15克。上肢痛加防风、秦艽、羌活，下肢痛加川续断、牛膝、木瓜，腰痛加杜仲、补骨脂、肉桂。少则四剂，最多不超过十剂，即可治愈。

3. 产后感受风热发热方

生地、知母、淡竹叶、黄芩、银花、泽兰叶。

用于感受风热，证见高热、口干、脉弦数、舌质红、苔薄黄。

4. 产后眩晕方

六味地黄汤加桑寄生30克，杜仲15克，生石膏、牡蛎各24克。

5. 产后阴道血肿方(《中医杂志》1965年10期)

桃仁、红花、玄明粉（冲）各6克，制大黄12克，桂枝、当归、党参各9克，三七粉（分吞）3克，甘草3克。水煎，分两次服。服后下瘀块，小便即通，谐症消失。

用于新产后阴道胀，少腹胀痛，小便不通，用扩阴器发现有血肿堵塞阴道。

五、乳部疾患方

1. 下乳涌泉散（清太医院方）

【药物组成】熟地、炒白芍、当归、川芎、柴胡、青皮、花粉、漏芦、桔梗、通草、白芷、王不留行、甘草。

【适应证】新产乳汁不下之属于气血壅滞者。

【临床运用】本方有养血、活血、疏肝利气作用，是一张既通乳，又养血的方子，一般服两剂观察疗效。

2. 南开下乳方（天津南开医院）

【药物组成】山甲珠、漏芦各12克，荷叶15克，通草、路路通各6克。

【适应证】同上方。

【临床运用】本方药物比涌泉散"少而精"，以验、便、廉见称，在暑月更为适宜。

3. 芎归疏肝汤（《医方简义》）

【药物组成】川芎、当归、制香附、青皮、王不留行、延胡索、蒲公英、鹿角霜、麦芽、柴胡、漏芦、夏枯草、路路通、枇杷叶。水煎，加黄酒少许，冲入，分两次服。

【适应证】乳痈已成，乳房肿痛有块，伴见恶寒发热的全身症状。

【临床运用】本方以疏通气血为主，兼有清热消炎及散肿块的作用，可加连翘、山海螺。

4. 瓜蒌散

【药物组成】瓜蒌皮、乳香、没药、当归。

【适应证】乳房胀痛有硬块，无恶寒发热者。

【临床运用】本方以疏气血、散疼块为主，药物简单，如有他症，必须随宜加药（如下方）。

5. 橘叶瓜蒌散（《新医药学杂志》1975年8期）

【药物组成】银花、蒲公英、瓜蒌各30克，橘叶、当归各15克，柴胡、浙贝母、穿山甲、赤芍、白芷、青皮、陈皮各9克，乳香、没药各6克。水煎服，以黄酒为引，日一剂。

【适应证】急性化脓性乳腺炎见局部和全身症状者。

【临床运用】本方为瓜蒌散合芎归疏肝汤加减而成，具有消炎止痛、退热迅速等优点。据报道，治疗50例，一般服三四剂，体温即恢复正常，局部炎症均获消散，无一例化脓。

6. 乳腺炎方（《新中医》1973年4期）

【药物组成】蒲公英、当归、连翘、花粉各9克，全瓜蒌15

克，甘草、乳香、没药、桔梗各 6 克，白芷、青皮、柴胡各 4.5 克。已成脓而未穿破者，加穿山甲 4.5 克，皂角刺 9 克。

【适应证】同上方。

【临床运用】本方药物与橘叶瓜蒌散基本相同，都有疗效。

7. 和乳汤（江苏新医学院第一附属医院方）

【药物组成】蒲公英 30 克，银花、连翘、全瓜蒌各 12 克，黄芩 9 克，柴胡、青皮各 6 克。

【适应证】同上方。

【临床运用】本方具清热、解毒作用，兼能疏肝，常用于乳痈已成未溃阶段，有满意的效果。随证加药：头痛甚，加荆芥、防风；热重，加石膏、山栀；排乳不畅，加漏芦、路路通；肿块硬，加皂角刺、炮山甲；溃后出现虚象，加黄芪、当归。

8. 益气养营汤（《女科准绳》）

【药物组成】八珍汤加柴胡、黄芪、陈皮、贝母、桔梗、香附。

【适应证】乳部硬块日久不消，不红不痛，形瘦力弱，或午后低热，或溃后不敛。

【临床运用】本方为乳岩证的调理剂，须连服一两个月。

如胸膈气郁不舒，熟地用砂仁末拌捣；口干，舌质红，加麦冬、五味子；恶寒渐热，加银柴胡、地骨皮；溃后脓清，加重当归、黄芪用量；日久不能愈合，加白蔹、鹿角霜。

9. 金黄散（《医宗金鉴》）

【药物组成】大黄、黄柏、姜黄、白芷、南星、陈皮、苍术、川朴、甘草、天花粉。共研细末，备用。

【适应证】一切阳证痈疡疮疖。

【临床运用】本方有清热解毒消散的功效。凡疮痈初起，红肿热疼，未成脓者，用红茶汁加蜂蜜调敷；如疮痈红肿将作脓者，用葱汁加蜂蜜调敷，亦可用于天泡疮、丹毒等证；如皮肤破烂者，用麻油调敷。凡外敷痈肿疮疖，中间宜留一空点，使毒易于散发。

10. 内消肿瘤丸(《中医治癌方药选集》)

【药物组成】夏枯草、紫草、龙胆草、甘草、玄参、丹参、三棱、莪术、乳香、没药、血竭、苡仁、桃仁、红花、蜀羊泉、番木鳖子（少许）。

【适应证】乳癌未溃阶段。

11. 乳癌方（同上）

【药物组成】山慈菇、夏枯草、漏芦、瓜蒌实、贝母、连翘、蒲公英、乳香、没药、茜草、橘叶、甘菊花、白芷。

【适应证】乳癌未溃阶段。

【临床运用】本方与上方俱为最近介绍治疗乳癌比较有效的验方，各具散结软坚作用。一般每星期服五剂，继服益气养营汤二剂，消补两法轮换服，以两个月为一疗程，观察效果。

12. 小金丹(《外科全生集》)

【药物组成】白胶香、草乌、五灵脂、地龙、木鳖子、乳香、没药、当归、墨炭、麝香。研末，糯米粉打糊为丸。

【适应证】流注、痰核、瘰疬、乳癌、贴骨疽等，初起皮色不变，肿硬作痛，孕妇忌用（本丹中药铺有成药）。

八珍汤：见月经病方33。

十全大补汤：见八珍汤附方。

丹栀逍遥散：见月经病方16。

归脾汤：见月经病方3。

附：乳房疾患备用方

1. 乳痈验方

当归9克，野菊花、蒲公英、王不留行子各15克，紫花地丁、露蜂房各12克，红花4.5克，炙山甲、制乳香、制没药各6克。加黄酒一盅，用水煎。发热加防风、柴胡，便秘加生大黄，尿赤加木通、鸭跖草，体虚加黄芪。

2. 乳癌初起方

大瓜蒌12克，归尾、蒲公英、甘草节、浙贝母、连翘各9克，青皮、柴胡各3克。不论胎前产后乳痈初起，俱可用。

六、前阴疾患方

1. 萆薢渗湿汤(《疡科心得集》)

【药物组成】萆薢、赤茯苓、苡仁、丹皮、泽泻、黄柏、滑石、通草。

【适应证】湿热蕴结，外阴部瘙痒，甚或疼痛，白带或黄带时下，心烦少寐，口苦而腻，舌苔黄腻，脉弦滑而数。

【临床运用】本方有清热利湿作用。如湿热夹肝火，可合龙胆泻肝汤；如湿热渐清，阴虚明显，可合六味地黄丸，去山萸肉。

2. 霉滴净丸（《浙江科技简报》1972 年 4 期）

【药物组成】飞雄黄 10 克，蛇床子 12 克，老鹳草 12 克，硼砂 9 克，玄明粉 4.5 克，青黛 4 克，冰片 2 克，樟脑 1.5 克。上药共研细末，装入 0 号胶囊，每粒约装药粉 0.5 克。

【外用法】每晚局部冲洗后，塞入阴道一粒，12 天为一疗程。

【适应证】霉菌性、滴虫性阴道炎均有效。

3. 阴痒外洗方（天津南开医院妇产科方）

【药物组成】蛇床子、地骨皮各 30 克，黄柏、苦参、百部各 15 克，枯矾 9 克。

【外用法】用纱布袋装好，水煎，熏洗，每天三四次，每剂药用两天。

4. 加减消毒饮(《外科真诠》)

【药物组成】蒲公英、银花、连翘、玄参、赤芍、生甘草、炒山甲、皂角刺、香附、前胡、防风。

【适应证】阴部红肿疼痛，伴形寒发热，带多。

5. 蛋黄油(《实用经效单方》)

【熬取法】用鸡蛋三四只，煮熟，剥去壳，去白留黄，放入小钢精锅内，在炭火上熬，并用杓子压碎，不停地拌炒，使蛋黄末由黄而焦黑，最后出油。其油粘附在焦渣上，急用杓铲取，连渣带油倒入瓷杯中，滤出蛋黄油，待放冷后，装消毒的小瓶中，出封候用。

【用法】取油少许，滴入瘘孔内。如瘘孔较大，可以蛋黄油浸软纱布塞入；瘘孔较深，可用注射器装上粗针头轻轻注入。每日两次，半个月为一疗程。

【适应证】外用于痔瘘、阴道疮漏管、阴癣、下肢溃疡、脱疽；内服治心悸亢进，脉见歇止及肺结核病。

6. 当归四逆汤(《伤寒沦》)

【药物组成】当归、桂枝、白芍、细辛、甘草、木通、红枣。

【适应证】外受寒邪，气血阻滞，下腹部掣痛引阴道，或四肢末端厥冷、发紫，脉沉微。

【临床运用】本方一般用于寒盛血虚，不能荣于四末，或营血不足，卫阳不固筹证候。例如：①肝血亏虚，兼受风寒的厥阴头痛；②经水过期不至，属血虚有寒的痛经；③寒疝腹痛；④产后失血过多，因营血虚而卫气失于运行的血痹；⑤风湿性关节炎、血栓闭塞性脉管炎等，均可取用。

7. 乳香四物汤

【药物组成】及用法：即四物汤（见月经病方29）加乳香，煮熟，把药汁煮干，连药渣盛入纱布袋，热敷痛处。

逍遥散：见月经病方16。

甘麦大枣汤：见胎前病方16。

程氏萆薢分清饮：见带下病方8。

七、妇科杂病方

1. 桂枝茯苓丸(《金匮要略》)

【药物组成】桂枝、茯苓、丹皮、桃仁、赤芍。

【适应证】妇女血瘀有癥块，小腹挛痛，月经不调或漏下。

【临床运用】本方有化瘀通经、活血消癥作用。制成丸剂吞服，药力较为缓和，常用于体虚不任攻破的瘀血证。作煎剂服，常用于子宫肌瘤、卵巢囊肿、胎盘残留不下、产后恶露不下或异位妊娠的瘀血凝滞、包块形成，并常用于月经不畅引起头痛鼻衄，及行经期腹痛、头胀、心烦心悸，尤其是子宫炎及子宫附属器之炎症所引起的月经障碍或流产后出血不止，均有疗效。近人对桂枝茯苓丸在妇科方面的运用：炎症加红藤、蒲公英、黄柏、苍术；肌瘤及囊肿，加五灵脂、炒牛膝、三棱、莪术、瓦楞子；痛甚加延胡索、制乳香、制没药。还有用本丸作汤，加香附、延胡索、当归，治疗慢性盆腔炎；用本丸合五苓散加牛膝，治产后瘀血停留，胞络受阻的尿潴留症。

2. 新橘核丸(《常见病中医临床手册》)

【药物组成】橘核、荔枝核、丹参、赤芍、天仙藤、香附、延胡索、川楝子。

【适应证】慢性盆腔炎，下腹部及少腹两侧痛如针刺，甚或有包块，膝脊酸痛，脉弦细，舌边有紫点，苔薄白。

【临床运用】本方系江苏新医学院第一附属医院经验方。随证加药：有包块，加桃仁、红花，或三棱、莪术、地鳖虫；腹痛甚，加乳香、没药；湿热重，腹痛、带多者，加红藤、败酱草、赤苓、墓头回。

3. 大黄牡丹皮汤(《金匮要略》)

【药物组成】大黄、牡丹皮、桃仁、芒硝、冬瓜子。

【适应证】肠痈初起，尚未成脓，右少腹疼痛拒按，大便秘结，及急性盆腔炎、子宫附件炎之兼有便秘者。

【临床运用】本方有泻热化痰、散结消肿作用，除用于阑尾炎以外，还极常用于子宫及其附属器诸炎症。特别是急性盆腔炎，腹痛，发热口渴，有便秘之倾向时，用本方则由下大便而去痛苦，肿块软化缩小而病除；也可用于产后瘀血腹痛之大便秘结者，疗效可靠。

4. 红藤煎(《临床经验汇编》)

【药物组成】红藤、紫花地丁、甘草、乳香、没药、银花、连翘、大黄、延胡索、丹皮。

【适应证】本方有化瘀泻热、理气止痛作用。可用于急性阑尾炎、盆腔炎及子宫附属器诸炎症或脓肿。

5. 银翘红酱解毒汤（上海中医学院《妇产科学》）

【药物组成】银花、连翘、红藤、败酱草各30克，丹皮、延胡索各9克，赤芍、山栀、桃仁、生苡仁、川楝子各12克，制乳香、制没药各4.5克。加水浓煎，每剂二汁，每日服二剂，隔4～6小时服一次。

【适应证】同上方。

【临床运用】本方效用与红藤煎同。高热兼有表证者，加荆芥、防风、薄荷；大便溏热而臭者，加葛根、黄芩、黄连；大便秘结，加大黄、玄明粉；腹部胀气，加木香、香附；热毒甚者，加蒲公英、紫花地丁；带下多者，加黄柏、椿根皮；有血性分泌物者，加小蓟草。

6. 消炎五号方（温州市东风医院方）

【药物组成】红藤30克，金腰带、败酱草、贯众、野荞麦各18克，蒲公英、上青下白草、鸭跖草各15克，红木香9克。

【适应证】急慢性盆腔炎，腰酸痛，下腹部胀痛，有下坠感，少腹一侧或两侧疼痛，性生活接触痛，阴道分泌物增多，月经紊乱。

【临床运用】急性发病，伴高热，加大蓟草、赤地利、白英、芙蓉叶；腰腹痛甚，加乳香、没药；大便秘结加虎杖；伴瘀热肿块者，加大黄蟅虫丸。病状迁延，反复发作的慢性盆腔炎，见肝肾不足者，酌加六味地黄丸及龟板、鳖甲、牡蛎。

7. 血竭加味汤（《浙江科技简报》1976年3期）

【药物组成】血竭末（分吞）3克，制没药、生甘草各4.5克，艾叶炭3克，槐木15克，赤白芍各9克，马齿苋、荠菜、仙鹤草各30克。水煎，每日一剂，分两次服。五剂为一疗程。

【适应证】子宫内膜炎，阴道不规则流血色瘀时，腰酸，小腹痛。

【临床运用】本方具有清热、消瘀，止血作用。随证加药：

腹痛，加延胡索；血瘀有热，加制大黄、茜草炭、藕节炭；腰酸明显，加川断、狗脊；气虚，加党参、黄芪。

8. 银甲煎剂(《新中医》1973 年 4 期)

【药物组成】银花、连翘、桔梗各 9 克，红藤、大青叶、茵陈各 12 克，生鳖甲、蒲公英、紫花地丁各 15 克，升麻、生蒲黄、椿根皮各 6 克，琥珀末 3 克。水煎，每剂煎头汁、二汁，一天两次分服，一周服五剂，连服一个月为一疗程。

【适应证】盆腔炎、子宫内膜炎、肾盂肾炎、膀胱炎之属于湿热蕴结下焦者。

【临床运用】本方有清热解毒、利湿化瘀、消炎止痛作用。如纯属湿热蕴结，以本方为主；兼肝郁气滞，与逍遥散（见月经病方 16）合用；兼寒湿凝滞，应去大青叶、蒲公英、紫花地丁，加附子、白术、茯苓。如属慢性，可以本方药量加倍，改为丸剂，每服 9 克，日两次。

9. 琥珀散(《普济本事方》)

【药物组成】三棱、莪术、赤芍、丹皮、当归、熟地、官桂、乌药、延胡索、刘寄奴。斟酌用量，研细末，每服 3 克，日两次，温开水送。

【适应证】瘀血积聚，心腹胀痛；产后恶露不畅，胸闷，腹胀痛及各种血气痛。

【临床运用】本方为活血理气的专剂，据许叔微经验，治妇人血气痛有一定疗效。我常借以治疗宫外孕手术后及输卵管结扎后的少腹胀痛或腰酸，而见血瘀气滞者，颇有效果。但适宜于实证，体虚则减去三棱、莪术，并与左归丸或归芍六君子汤合用。

10. 输卵管积水方(《中医杂志》1965 年 6 期)

（1）内服：活血化瘀、理气行水法，当归、赤芍、牛膝、防己各 9 克，川芎、延胡索、红花、桃仁各 6 克，肉桂 1.5 克，木通 3 克，制香附 12 克，甘草 15 克。水煎，空腹分两次服。气虚加党参、黄芪；食欲差，加砂仁、鸡内金。

（2）外敷：甘遂末 120 克，麝香 0.1 克，细面粉加蜜调糊，分四份，每日用一份，涂敷下腹部的积水肿突处。

11. 桃仁承气汤（《伤寒论》）

【药物组成】桃仁、芒硝、大黄、桂枝、炙甘草。

【适应证】妇女气滞血瘀，经闭不行，小腹急痛；或产后恶露不下，小腹硬满疼痛；亦治跌打损伤，瘀血内留，疼痛不能转侧，小便少，大便秘结。

【临床运用】本方有破血下瘀、通经止痛的作用。常用于妇女血瘀经闭，胎盘残留出血，子宫内膜炎、附件炎，习惯性便秘而有瘀血证候者。本方与桂枝茯苓丸作用相似，但本方下瘀作用强，有攻破性，不宜久服；桂枝茯苓丸长于化瘀，适用于体虚不任攻逐者，可以连服一两个月。

12. 卵巢囊肿方（《新中医》1975 年 1 期）

【药物组成】柴胡 6 克，当归、赤芍、白术、青皮、枳实、丹皮、桃仁、红花、三棱、莪术各 9 克，瓦楞子 15 克。

【适应证】卵巢囊肿或积水，少腹有肿块，月经量少，腹中隐痛，脉象沉弦。

13. 石瘕方

【药物组成】三棱、莪术、官桂、延胡索、乌药、丹皮、生地、刘寄奴、赤芍、当归。

【适应证】本方行气破瘀，使经通而石瘕自除。常用于宫腔内外的肿块由于瘀血凝结所致者。

14. 祛瘀消癥汤（温州中医院介绍）

【药物组成】鸡血藤、猕猴桃各 30 克，败酱草、红木香各 12 克。

【适应证】子宫肌瘤，经水过多，阴道常出血，有时白带多，下肢坠重，腹痛不著，但有压痛，脉小弦或涩，舌质微紫，苔薄黄。

15. 五蒸汤

【药物组成】党参、茯苓、生地、葛根、知母、石膏、炙甘草、竹叶、浮小麦、粳米。

【适应证】潮热骨蒸，五心烦热，阴血不亏者。

【临床运用】实热加黄芩、白薇，虚热加石斛、柴胡、乌梅。

16. 拯阴理劳汤（《医宗必读》）

【药物组成】党参、麦冬、五味子、生地、白芍、当归、女贞子、龟板、炒苡仁、百合、甘草、丹皮、橘红、莲子。

【适应证】潮热骨蒸、五心烦热，阴血已亏者。

17. 十全育真汤（《医学衷中参西录》）

【药物组成】党参、丹参、玄参、黄芪、山药、知母、三棱、莪术、龙骨、牡蛎。

【适应证】虚劳夹瘀血内结，皮肤干涩粗糙，形瘦力弱，或自汗，或咳逆喘息，或寒热不时。

【临床运用】体虚甚，以鸡内金代三棱、莪术；汗多，加山萸肉，倍龙骨、牡蛎。

18. 河车大造丸（《医方集解》）

【药物组成】紫河车、生地、熟地、天冬、当归、枸杞子、牛膝、杜仲、五味子、肉苁蓉、锁阳、黄柏。

【适应证】气血不足，阴阳亏损，出现潮热咳嗽，自汗盗汗，经漏带下等证。脾胃不健、消化不良者忌用。

19. 滋养冲任方（《哈尔滨中医》1965 年 9 期）

【药物组成】生地、制首乌、菟丝子、驴皮胶、桑椹子、山萸肉、女贞子、旱莲草、玉竹、沙参、石斛、白芍。

【适应证】更年期综合征属于肝肾阴虚者，或月经不调、久崩久漏及不孕症之属于肝肾阴虚者。

20. 温养冲任方（同上）

【药物组成】熟地、鹿角胶、肉苁蓉、补骨脂、胡桃肉、巴戟天、杜仲、潼蒺藜、党参、白术、山药、仙灵脾。

【适应证】更年期综合征属于脾肾阳虚者，或月经不调、久崩久漏及不孕症之属于脾肾阳虚者。

21. 二仙汤（上海中医学院方）

【药物组成】仙茅、仙灵脾、巴戟天、当归各 9 克，知母、黄柏各 4.5 克。

【适应证】更年期综合征属于肾阴肾阳两虚者。证见月经周期已不稳定，头眩耳鸣，腰酸乏力，两足欠温，时或怕冷，时或烘热，舌质淡红，脉沉细。

【临床运用】本方具有温养肾阳和清滋肾阴的作用。可随证加益母草、桑寄生、杜仲以补肾调经，或加枸杞子、白菊花以平虚阳。十多年来，一直用本方以治疗更年期综合征及更年期高血压症，能明显改善症状，并能降低血压。最近西安市中医医院报道，用本方治疗冲任不调型高血压 26 例（《新中医》1976 年 3 期），服药 4 周为一疗程，各有不同程度的疗效。

22. 排气汤（宁波慈城医院方，《浙江科技简报》1972 年 3 期）

【药物组成】苍术、广陈皮、麦芽、广木香、乌药、沉香、川朴、甘草。

【适应证】腹部大手术后腹胀不舒，气滞不行。

【临床运用】本方即平胃散合四磨饮，为治疗胃肠气结、腹胀的方剂，着眼于疏气导滞，从而加强了胃肠道和整个机体的功能，变滞为通，使消化功能加强。服后 5～10 小时即能排气，腹胀逐渐消除，1～3 剂即能自排大便，效果满意。

23. 扶正理气汤（上虞县人民医院方，《浙江科技简报》1973 年 3 期）

【药物组成】党参、枳壳、青皮、陈皮、广木香、谷芽、延胡索、蒲公英、大黄。

【适应证】腹部大手术后腹胀不舒，气滞不行，大便秘结。

【临床运用】本方在理气消滞的药剂中，加党参健脾，大黄导滞通便，协同蒲公英则有清热消炎作用。主要是消补兼施，以消为主，以通为辅，使运化功能得到恢复，从而能动地克服胃肠的气滞。

南京铁道医学院附属医院的扶正阻气汤，即上虞方减去延胡索、枳壳、蒲公英，加半夏、当归、番泻叶。据报道，对治疗术后腹胀的效果是比较肯定的(《新医药杂志》1975 年 9 期)。

24. 六磨饮

【药物组成】沉香、槟榔、木香、枳实、乌药、党参。

【适应证】体虚气滞，脘腹胀满，有时隐痛。

【临床运用】本方是《济生方》的四磨饮加木香、枳实，疏导气滞的作用有所加强。根据临床体会，本方对于气滞而腹部胀满或隐痛的患者，有较好的疗效。

25. 宫外孕一号方（山西经验方）

【药物组成】丹参 9～15 克，赤芍、乳香、没药、桃仁各 6～9 克。此系主方，随证加药详见证治部分。

【适应证】宫外孕不稳定型。

26. 凤阳方（永嘉人民医院经验方）

【药物组成】当归 6～12 克，川芎、苏木、荆芥各 3～6 克，益母草、炒山楂各 9～12 克，杜红花、丹参、泽兰叶各 6～9 克，延胡索 9 克，炒山栀、炮姜炭各 4.5 克。

【适应证】宫外孕不稳定型。

随证加减：内出血多，见休克现象，加红参、附子；兼肠胃功能紊乱合并腑实证，见便秘、腹胀满而痛，去荆芥、山栀、炮姜、山楂，加大黄、厚朴、枳实各 4.5～6 克；如有恶心呕吐，加半夏、陈皮、生姜；包块明显，加三棱、莪术、香附；气血虚，加黄芪、党参。

27. 宫外孕二号方（山西经验方）

【药物组成】即一号方加三棱、莪术各 6～9 克。

【适应证】宫外孕包块型。

28. 九痛丸(《金匮要略》)

【药物组成】附子、红参、干姜、吴茱萸、巴豆霜、醋炒狼毒。上方共研末，蜜丸如梧桐子大，每服 3～6 丸。

【适应证】寒气郁结之突然心腹痛、胀闷，及寒凝血瘀诸痛。

【临床运用】据山西治疗宫外孕经验，本方用于血瘀腹痛剧烈、大便秘结不通者，颇有效。我曾经试治二十多例，服丸药

3~6粒，一小时后，患者即能排气通便，腹痛缓和。主要是方中诸药着重在温而行之，起到"通则不痛"的作用。但须掌握用量，不能过剂。

29. 启宫丸（经验方）

【药物组成】制半夏、苍术、制香附、炒神曲、茯苓、陈皮、川芎。

【适应证】痰湿不孕。

【临床运用】本方有健脾燥湿、调气和血之效。如平素月经量多，可去川芎，加黄芪、炒狗脊；常觉心悸，加远志、牡蛎；如兼有肝郁气滞，可与逍遥散合用，再加绿萼梅、合欢皮。

30. 香乌四物汤（经验方）

【药物组成】制香附、乌药、熟地、当归、川芎、赤芍、甘草、木香、青皮、柴胡、枳壳、川断、杜仲、白术、茯苓。

【适应证】肝郁不孕伴月经愆期量少，经前胸腹胀，经后腰酸头晕。

【临床运用】本方有疏肝解郁、养血益肝肾作用。如阴虚有热，加青蒿、鳖甲、地骨皮、丹皮；子宫发育欠佳，加紫河车、鹿角胶；经前乳房胀痛，加王不留行子、路路通、延胡索、炒川楝子；乳部有硬块，加鹿角霜、橘叶、花粉；夜卧多梦，加夜交藤、珍珠母、酸枣仁；子宫虚寒，与艾附暖宫丸合用。

31. 避孕单方（六个）

（1）蚕茧壳丸：蚕茧壳（即剪去蛹的蚕茧）9克，锅上焙焦成黄色，研末。从月经干净日起（或从产后恶露干净日起），每日早晨空腹服1克，开水送服，连服七日。

（2）绿豆方：绿豆一百粒。月经干净后，每天取绿豆二十粒，研末后服，温开水下。连服五天。下月照此再服。

（3）血管鹅毛方：血管鹅毛7根（煅灰），百草霜1克。共研细末，月经干净后一次服完。下月照此再服。以上三方，系民间流传方。

（4）黄芩黄柏龟板汤：黄芩、黄柏各9克，龟板30克。加水浓煎，每次月经干净后服三剂。

（5）油菜子方：油菜子 60 克，当归、生地、川芎、白芍各 30 克，僵蚕、白酒曲各 15 克。共研细末，蜜为丸，如梧桐子大。月经第二天时服药，每天两次，每次 9 克，温开水送下，连服三天。下个月经期再服。松花江地区医院用此方观察 11 例，8 例有效，其中 3 例观察了六个月，均未孕。转载自叶橘泉《食物中药与便方》。

（6）紫草方：紫草 360 克，绿豆 150 克。研末为丸，每月月经干净后，服 3 克，日三次，连服九日，可避孕一个月，以后每月须继续服，如停药仍会受孕。本方系《哈尔滨中医》卷 2 介绍。

32. 中药人工流产方（温州卫校传方）

【药物组成】川芎、泽兰叶各 9 克，生地 12 克，当归尾 15 克，丹参、益母草、车前子、滑石各 18 克。水煎头、二汁，一日服两次，每日一剂，连服 5~8 剂。

【适应证】妊娠在七十天以内，有子宫内膜炎症，不适做刮宫术；或已经过多次人流手术，不适宜再作人流者。

【临床运用】本方有活血行经、滑利通窍之功，一般服 3~5 剂有效。如服药五剂，未见腹疼腰痛及酸坠感者，可根据患者的体质特点，热性的人加肉桂 1.5~3 克，细辛 2.4 克，炮姜 3 克；寒性的人加土牛膝 15~30 克，或鲜土牛膝 30~60 克，再服三剂。根据体质的不同，采用热者热之、寒者寒之，使冲任气血混乱，以发挥药物的作用。

膈下逐瘀汤：见月经病方 35。

清热固经汤：见月经病方 15。

知柏地黄汤：见月经病方 17 附方。

左归丸：见产后病方 16。

血府逐瘀汤：见月经病方 36 附方。

少腹逐瘀汤：见月经病方 8。

大黄䗪虫丸：见月经病方 14。

侧柏樗皮汤：见带下病方 1。

杞菊地黄汤：见月经病方 17 附方。

人参养荣汤：见月经病方 4。

甘麦大枣汤：见胎前病方 16。

逍遥散：见月经病方 16。

归脾汤：见月经病方 3。

补中益气汤：见月经病方 19。

参附汤：见胎前病方 24。

胶艾四物汤：见月经病方 29 附方。

香砂六君子汤：见胎前病方 2 附方。

艾附暖宫丸：见月经病方 29 附方。

香草汤：见月经病方 9。

附：

方剂索引